U0864885

养性颐元

孙思邈妙方

李淳◎编

药王千金传世方 养生祛病济苍生

药王

国文出版社
· 北京 ·

图书在版编目（CIP）数据

孙思邈妙方 / 李淳编. -- 北京 : 国文出版社，2025. -- ISBN 978-7-5125-1981-7
Ⅰ. R289.342
中国国家版本馆 CIP 数据核字第 2025C2Y912 号

孙思邈妙方

编　　者	李　淳
责任编辑	侯娟雅
责任校对	李立强
出版发行	国文出版社
经　　销	全国新华书店
印　　刷	三河市兴达印务有限公司
开　　本	787毫米×1092毫米　32开
	2.5印张　49千字
版　　次	2025年6月第1版
	2025年6月第1次印刷
书　　号	ISBN 978-7-5125-1981-7
定　　价	29.80元

国文出版社
北京市朝阳区东土城路乙 9 号　邮编：100013
总编室：（010）64270995　传真：（010）64270995
销售热线：（010）64271187
传真：（010）64271187-800
E-mail：icpc@95777.sina.net

引·言·

中医药作为中华传统文化中璀璨的明珠，千百年来为中国医学发展提供了宝贵的指引，其中仍有丰富的知识与内容尚待我们研究与发掘。如今，随着健康养生理念越来越为人们所重视，药物副作用和药源性疾病成为不可忽视的问题。传统中医药日益受到人们的关注，因其疗效确切、副作用小、方法简单而被普遍接受与应用。

在广阔的中医药宝藏中，“药王”孙思邈及其总结毕生经验与心血所著的《千金方》，是不可忽视的重要组成部分。《千金方》虽成书于遥远的唐代，但现在仍然能发挥确切有效的作用，其中蕴含的深厚传统医学智慧仍有待我们去发现和挖掘。本书以孙思邈《千金方》为基础，经仔细研读和筛选后，将妙方与现代健康养生相结合，为读者提供疗疾保健的传统智慧。本书对诊治疾病有参考价值，适合想通过中医药食疗调理身体、进补养生的读者。

目录
Contents

第三章　体质与食疗

第四章　饮食养生宜忌

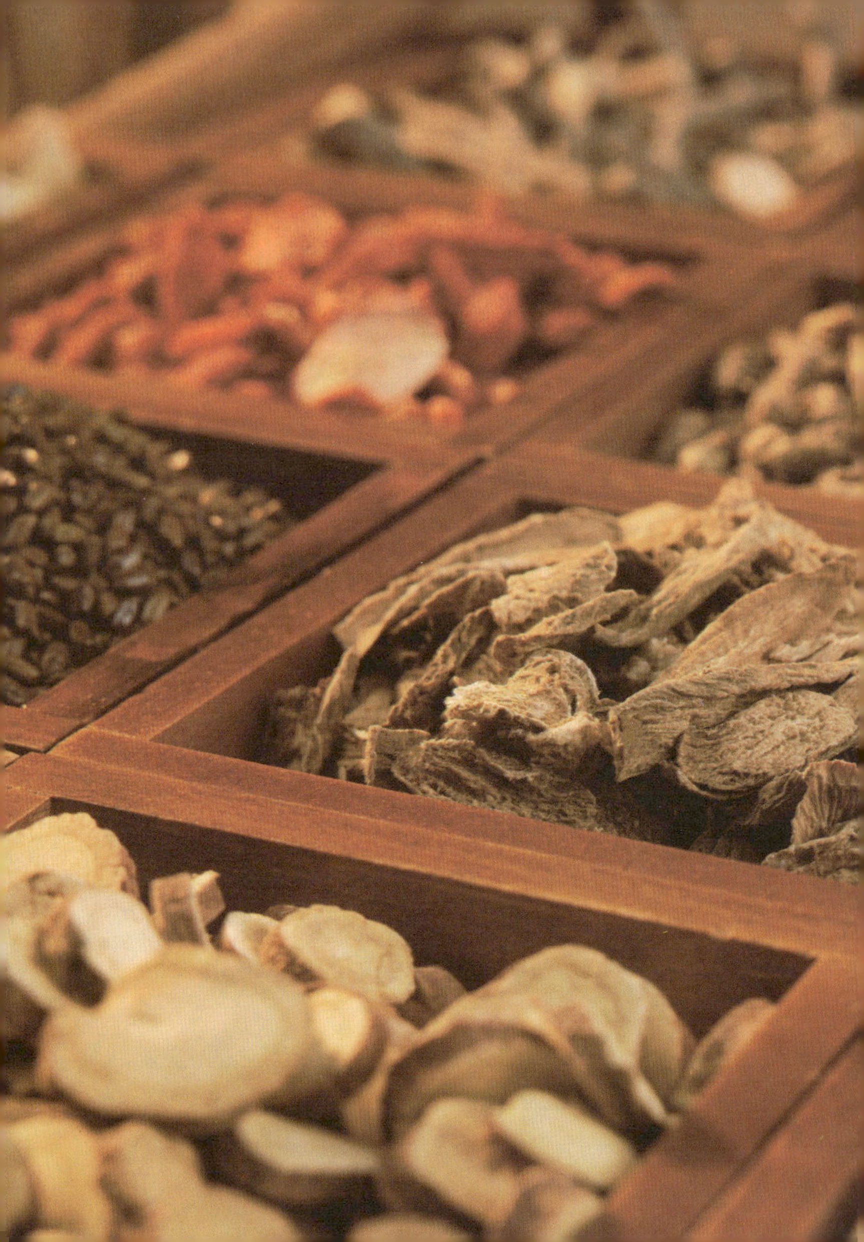

第一章

孙思邈生平简介

孙思邈（581—682）出生于京兆华原（今陕西省铜川市耀州区），是唐代著名的中医学大师，后世尊称其为“孙真人”。

孙思邈自幼聪颖过人，但体弱多病，从小便立志以医为业，研习医学知识。青年时期起便于乡里行医，知识渊博，医术精湛，践行“大医精诚”的高尚医德，一生致力于在民间治病救人，对常见疾病、多发疾病和疑难疾病多有研究，终成一代医学大师。

孙思邈总结前人知识，结合自己数十年的临床经验，编著了《备急千金要方》和《千金翼方》，两部医学巨著共收录医方八千余首，内容包括症候、诊法等医学理论，还囊括了八百余种药物相关知识。书中收录的药方广泛涉及小儿科、妇科、伤寒、杂病、本草等各个医学领域，是唐代以前中医智慧的璀璨结晶。

后世医学界与民间都将孙思邈视为中医学界的杰出宗师，尊其为“药王”。《千金方》中的养生调补方也代代相传，如今仍发挥其深刻的研究与实用价值，为我们维护身体健康、追求美好生活提供了宝贵的借鉴。

第二章

孙思邈妙方分享

小儿厌食

小儿厌食主要指儿童长期食欲缺乏或减退的病症，主要表现为持续两个月以上的食欲不振。患儿最初可能只是饭量减少、吃饭速度变慢、拒食爱吃的食物，若病情发展，会出现长期营养不良的情况。轻则体重下降、精神涣散、学习成绩退步，重则影响小儿的生长发育，必须及时加以诊治。

本疾病在中医学中属于“疳积”范畴，主要因平日乳食积滞、饮食不节，或身体本身脾胃虚弱，进而损伤了脾胃正常的运作功能。可采用中药方中治疗小儿疳积所致的厌食症的养生调补方。

肉桂橘皮汤

组方：橘皮9克，黍米30克，薤白15克，肉桂、人参各2克。

用法：将几种药材洗净后研成细碎粉末，放入锅中，用清水浸泡片刻，再用水煎，最后将汁水与煮熟的黍米混合，即可食用。

功能： 消食开胃，健脾。

白萝卜炖排骨

组方： 白萝卜500克，排骨250克，葱、盐各适量。

用法： 将白萝卜和排骨都切成小块。先将排骨下锅炖至软烂脱骨，再将白萝卜下锅一同炖煮。萝卜熟后撇去浮沫，加入适量葱、盐等调料调味，略微煮沸后即可食用。

功能： 理气化痰，健胃消食，可作为辅助食疗菜品。

白芍栀子汤

组方： 柴胡4克，白芍药、栀子、大黄、知母各6克，竹叶30克，桔梗5克，黄连、升麻、黄芩各8克，细辛1克。

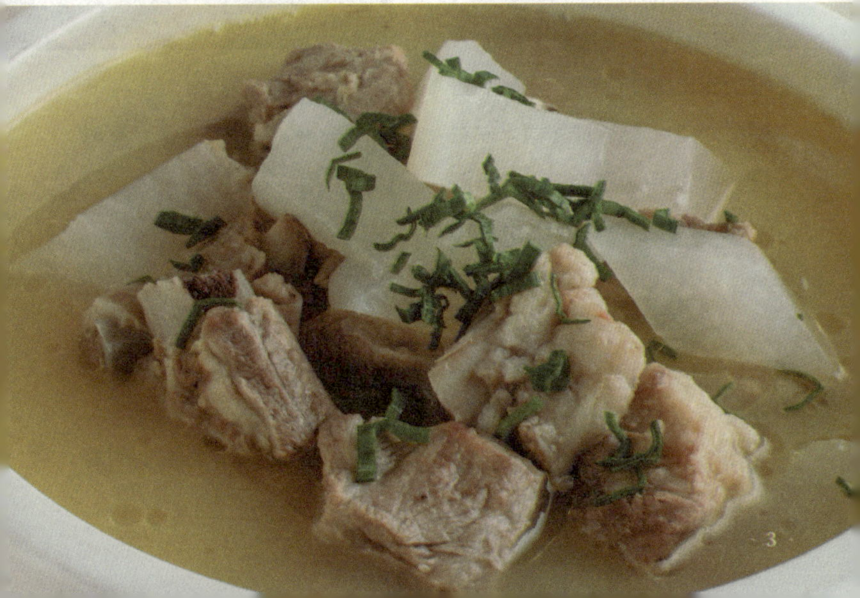

用法：将几种药材洗净后研成细碎粉末，放入锅中加入清水浸泡片刻，再用水煎，最后取汁水饮用。

功能：开胃消食，清热疏肝，可治疗小儿热结痰实。

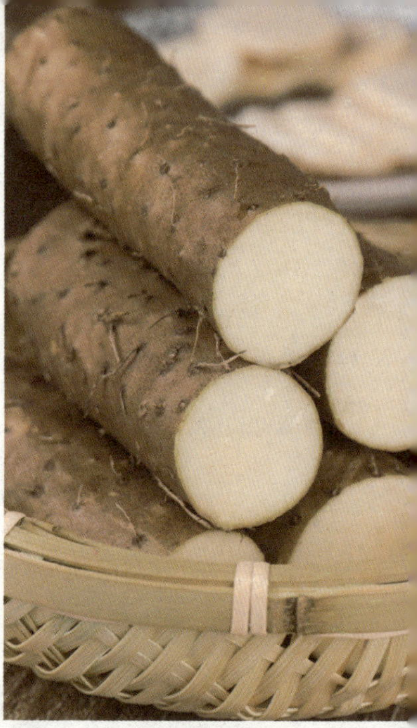

山药甜羹

组方：山药500克，山楂糕100克，白糖100克，淀粉适量。

用法：将山药去皮洗净，切成小碎块放入锅中，加入清水和白糖，加热至沸腾后备用。将山楂糕切成1厘米左右的小块备用。在淀粉中加入清水，搅拌均匀后倒进煮沸的山药锅中，再次煮沸之后离火。待其冷却时倒入山楂糕块，搅拌均匀后分装至小碗内，晾凉后可分次食用。

功能：可作为辅助食疗品，治疗食欲不振、身体乏力、咳嗽气短、脾胃虚弱等病症。

小儿肥胖

小儿肥胖是指因过量饮食导致能量摄入过多，进而引起体内脂肪过度堆积所产生的病症。在喜好食用油腻、甜食等高热量食物的家庭中，儿童更易患肥胖症。患儿一般体态肥胖，腹部皮肤易出现紫色或白色斑纹。他们进食频率较高且食量较大，从小就有过量饮食的习惯，同时不喜运动。重度肥胖可能引发关节炎、静脉曲张等问题，严重者可能并发高血压、糖尿病等重症。

中医学中肥胖症是脾胃薄弱、肝气郁结，加上饮食不节所致。患者多表现为肥胖气短、精神疲困、脉搏缓慢。小儿肥胖易引发精神障碍进而形成恶性循环，需尽早进行综合治疗。

预防小儿肥胖，重点在于良好进食习惯的规范与养成，让儿童养成体育运动的习惯，避免暴饮暴食，尽量少食用糖果、蜜饯、糕点等零食。若小儿出现肥胖症相关症状，应及时加以控制与治疗。

冬瓜烧香菇

组方： 冬瓜 250 克，干香菇 50 克。

用法： 将香菇浸泡后切块，冬瓜清洗后切成小方块备用。锅中放少许油，锅烧热后倒入冬瓜、香菇及泡香菇的

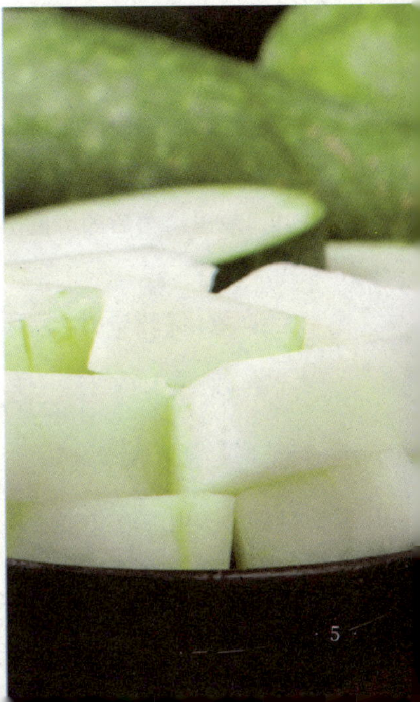

水，焖烧数分钟至其熟透。加入适量食盐等调味，稍微焖煮后即可出锅食用。

功能：清热健脾。

什锦乌龙粥

组方：冬瓜仁 100 克，赤小豆 20 克，生薏苡仁 30 克，乌龙茶叶、干荷叶各适量。

用法：将乌龙茶叶和干荷叶用粗纱布包好备用，洗净其他药材后放入锅中，加水熬煮至熟透。之后放入包好的乌龙茶叶与干荷叶，煎煮 6~8 分钟，取出纱布后即可盛出食用。

功能：健脾祛湿，调理益气。

菊楂决明茶

组方：生山楂 15 克，决明子 15 克，菊花 10 克。

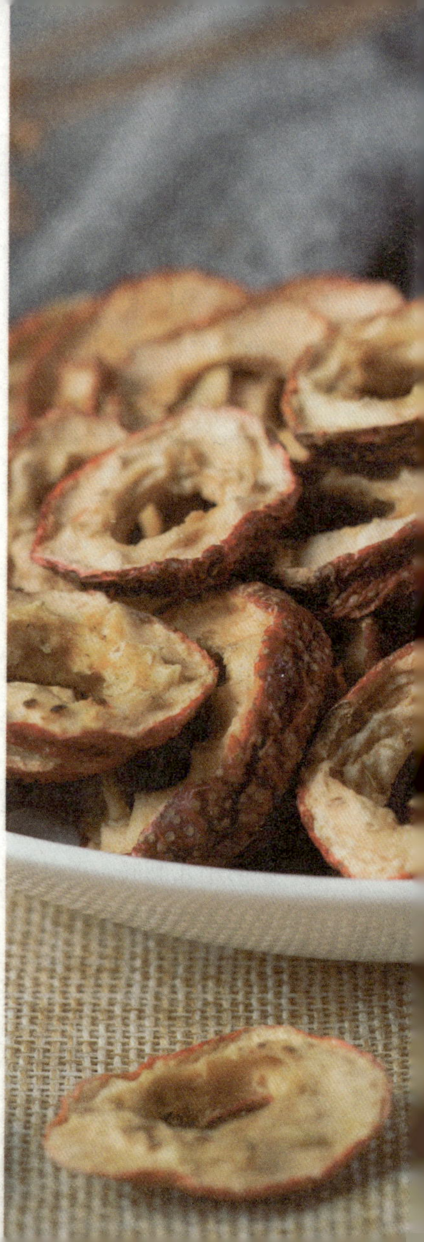

用法：将生山楂切片，决明子打碎成粉末状，随后和菊花一起放入锅中，以水煎后代茶饮用。

功能：活血化瘀，调理内息，减肥祛湿。

小儿多动症

小儿多动症又称为注意缺陷多动障碍，多发于儿童群体。主要症状有注意力难以集中、情绪易冲动急躁、行为异常且情绪调节能力差、动作与思维活动发散且频繁。患儿智力基本正常，能够维持基本的学习和生活，但难以长期集中精神，行为缺乏协调性，日常生活中难以与他人正常沟通相处，影响学习成绩。小儿多动症是一种较为常见的儿童行为异常症状，据相关医学研究表明，学龄儿童患病率达5%~10%，患儿中男孩数量多于女孩。

中医认为，本病症主要因身体内部功能失调、阴阳失衡导致。儿童的脏腑功能尚未发育完全，若生长期缺少调养，则易出现肝火旺盛、肾水不足、心火偏旺的情况，进而导致烦躁易怒、睡眠不安、精神涣散等症状。儿童易挑食，导致营养摄入不均衡，或食用含糖和咖啡因较多的食物，这些诱因都可能诱发小儿多动症。因此，在饮食上应注意营养均衡，祛火安神，确保孩子摄入成长所需的各类营养素摄入。

竹叶汤

组方：淡竹叶 30 克，清水适量。

用法：将淡竹叶用水煎

汤，以竹叶汤汁代水，每日饮用。

功能： 可去火安神，祛除燥热，滋养心气。

竹叶粳米粥

组方： 淡竹叶 30 克，粳米 50 克，冰糖适量。

用法： 将淡竹叶水煎后取其汤汁，加入粳米后熬煮成粥，并加入适量冰糖调味，每日早晚食用。

功能： 可静心去火，治疗小儿多动。

枸杞百合羹

组方： 枸杞 15 克，百合 15 克，鸡蛋黄 1 枚，冰糖适量。

用法： 将枸杞和百合一同炖煮至软烂浓稠，然后加入冰糖和搅碎的鸡蛋黄，再次煮

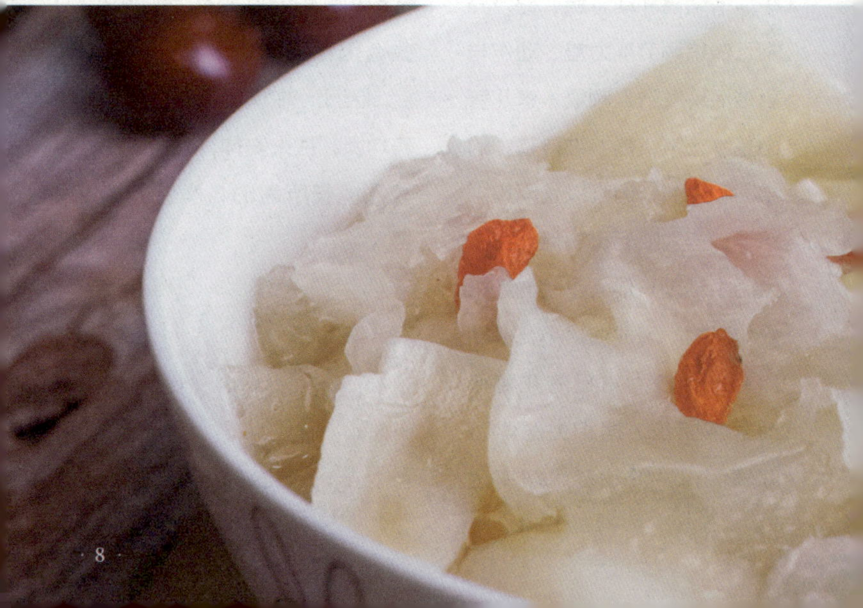

沸片刻即可食用。

功能： 滋补安神，补肾固本。

百合大枣鸡蛋汤

组方： 干百合20克，鸡蛋1枚，大枣4枚，白糖少许。

用法： 将百合和大枣一同放入水中煮30分钟，然后加入白糖再煮10分钟。最后打入1枚鸡蛋，煮熟后即可服用。

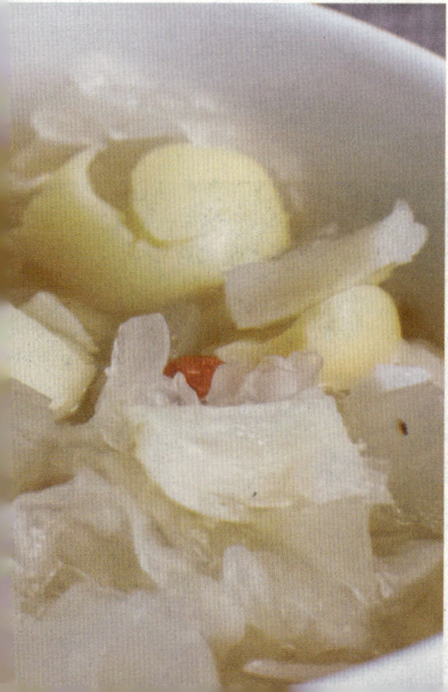

功能： 祛除烦热，补脾益气，缓解心中烦躁。

小儿多汗

小儿因活动量大，汗腺较为旺盛，出汗量相较成人要多。小儿多汗是指安静状态下，皮肤仍有汗液不断渗出，出现半身或全身都大汗淋漓的现象，这种症状即为小儿多汗症。根据临床表现，一般分为自汗、盗汗等类型。

小儿多汗一般是因体质较差而致的“虚汗”，中医认为，其原因在于阴阳失调、营卫不和、腠理开泄，或虚火内扰、心液不藏。长时间出汗会导致身体水分大量蒸发，进而导致身体调节机能失常。因此，患儿平时应注意饮食调理，体质较弱的小儿应加强身体锻炼，多食用滋阴补气的食物，尽量少食用辛辣食品。

黄芪芍药肉桂汤

组方： 黄芪15克，白芍药、肉桂各9克。

用法： 将所有药材洗净后研成粉末，放入锅中，加上适量食醋后浸泡一段时间，之后煎取其汁即可饮用。

功能： 养阴益气，止汗清热。

黄芪红枣汤

组方： 黄芪15克，红枣20枚。

用法： 将食材洗净后放入锅中，加入适量清水，小火煎煮1小时以上即可。服用时食用红枣并饮用汤剂。

功能： 益气固表，止汗清热。

韭菜根饮

组方： 韭菜适量。

用法： 将韭菜清洗后择

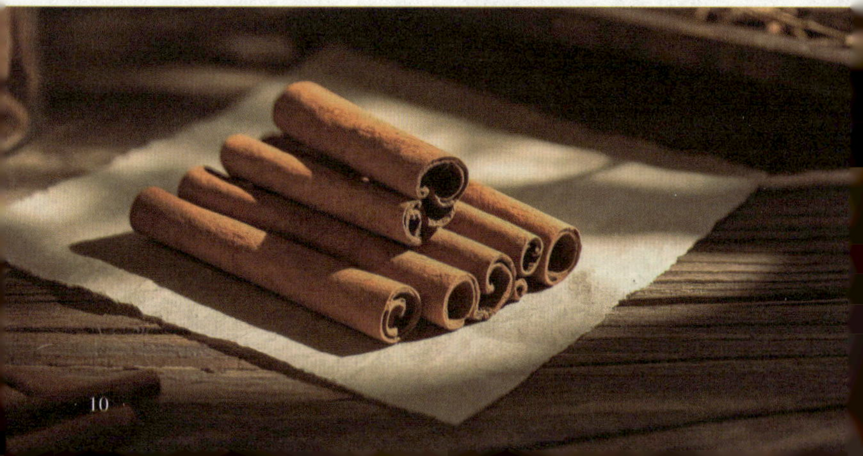

净，取韭菜根切成小段，加适量清水后水煎取汁，即可饮用。

功能：温阳益气，适用于盗汗症状。

糯米麦粥

组方：小麦 60 克，糯米 50 克。

用法：将食材洗净后放入锅中炖煮，可加入适量白糖调味，作为早餐或晚餐食用。

功能：健脾胃，养心安神，收敛虚汗，缓解疲劳。

泥鳅汤

组方：泥鳅 250 克，植物油 15 克，盐少许。

用法：将泥鳅用热水烫过后，用清水冲洗，洗去黏液，然后去除内脏并控干水分。锅中倒入植物油，将泥鳅下锅煎至表面金黄，加入两碗清水，大火煮沸后转中火继续炖煮。汤汁浓缩后加入适量盐调味。食用时饮汤吃泥鳅，可分次吃完。

功能：益气，除虚汗，

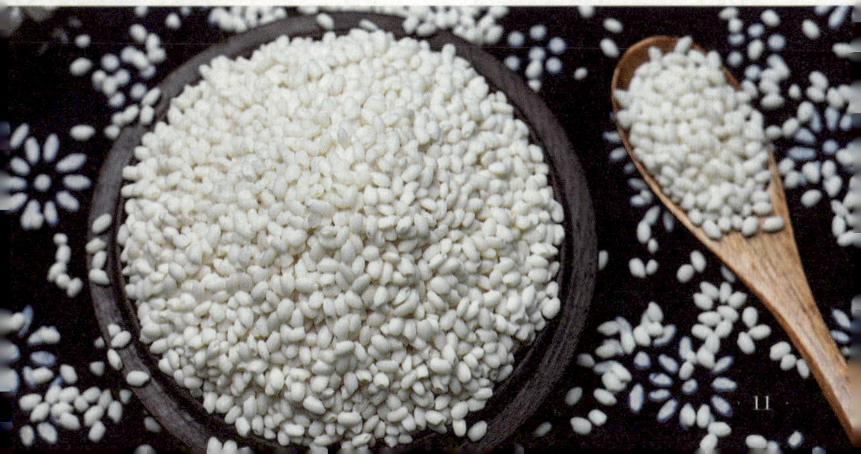

祛湿补虚。

小儿蛔虫

蛔虫病主要因吞入带有感染性蛔虫卵的食物引起。其主要发病原因是饮食不卫生或环境污染。在各年龄段都可能发生，但以抵抗力较弱的幼儿患病最为常见，是一种常见的小儿肠道寄生虫病。主要症状是恶心呕吐、面色发黄、食欲不振等。若长时间有大量蛔虫寄生体内，可能导致患儿营养不良或贫血，严重者可能导致智力发育迟缓等。

中医学上蛔虫病被归为“腹痛”“虫证”等范畴。小儿由于活动量大，更容易用双手接触沾染蛔虫卵的物体，并在吃饭时将蛔虫带入体内。预防幼儿患病需养成良好的卫生习惯，接触不安全环境后及时洗手、洗澡，不喝生水。定期到医院接受检查和驱虫治疗，如有症状及时就医诊治。

乌梅汤

组方：乌梅 30 克，清水适量。

用法：将乌梅清洗干净后放入锅中，加入适量清水，

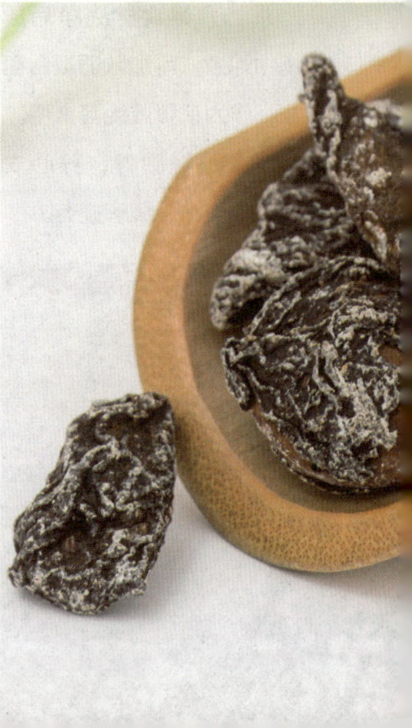

熬制成乌梅汤即可饮用，对蛔虫病引发的疼痛有缓解作用。

功能： 止痛去积。

乌梅糖茶

组方： 乌梅 3~5 枚，冰糖适量。

用法： 将乌梅清洗干净后和冰糖一起放入杯中，然后用沸水冲泡，等待 10 分钟即可饮用。

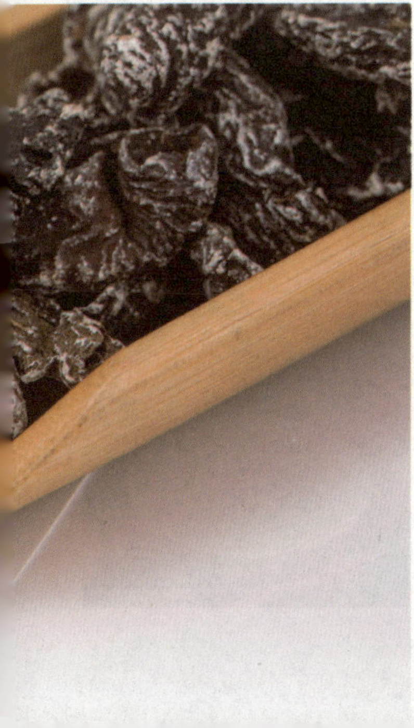

功能： 安蛔止痛，清热生津。

葱白油

组方： 葱白 30 克，菜油 30 克。

用法： 将葱白洗净并切成小段，然后捣成泥状，再加入菜油均匀搅拌调和，空腹服用。

功能： 去积止痛。

高血压

高血压是一种常见的心脑血管疾病。它指的是体循环动脉血压高于正常值，简单来说，就是血液流通时对血管壁造成的压力持续超出正常范围。高血压属于全身性慢性血管疾病，患者发病时往往没有明显症状，发病早期症状多表现为头晕、头痛、乏力、失眠等。随着病情加重可能对心脏、脑部等重要器官造成不可逆转的损害，进而引发脑卒中、冠心病等并发症。高血压发病率随着年龄增长而上升，最常见于老年人。我国成人高血压患病率高达30%，因此大家应及时关注自己的血压状况，并尽早加以控制。

中医学认为，高血压的发病原因主要是阴阳亏损。长期郁怒造成肝肾损伤，导致身体阴阳平衡失调。现代人生活节奏加快，内心怒气易郁结且难以消散，再加上饮食不节、内伤虚损等因素的影响，使高血压在成年人中的发病率居高不下。

要想预防与治疗高血压，就必须从生活习惯与日常起居方面入手，保持良好的生活习惯和积极的心态。饮食上限制高糖、高油、高盐食物的摄入，保持清淡的饮食习惯，多食用新鲜蔬菜和富含蛋白质的食物。戒烟戒酒，保证充足的休息和睡眠，避免心气郁结与动怒。

海带绿豆汤

组方： 海带150克，绿豆150克，红糖适量。

用法： 将海带浸泡后清洗并切成碎块，绿豆清洗干净

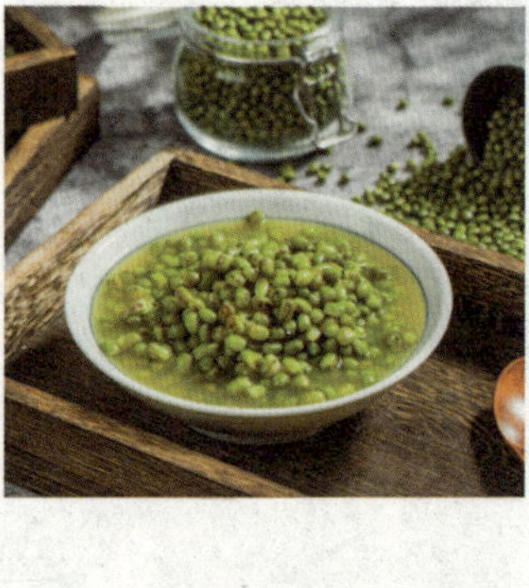

后和海带一同放入锅中炖煮直至烂熟，之后加入适量红糖调味，即可食用。

功能： 清肝散热，利水降压。

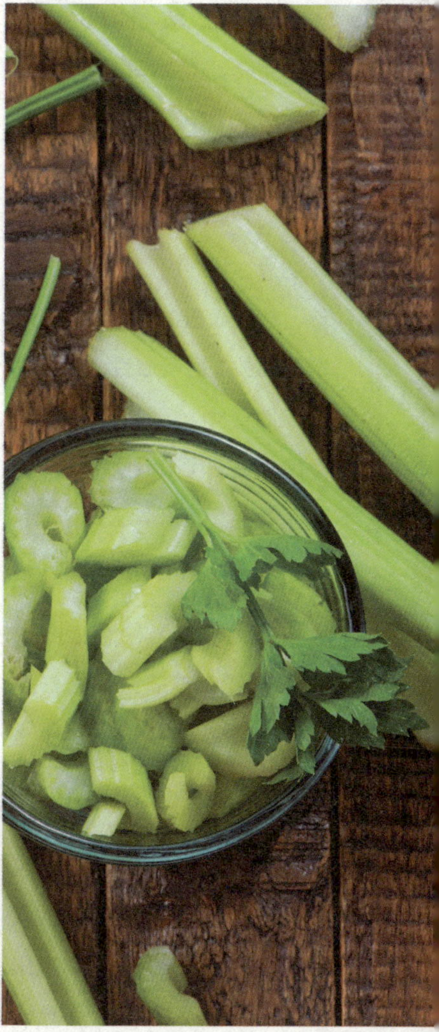

芹菜汁

组方： 芹菜200克，白糖少许。

用法： 将芹菜冲洗干净后用热水烫2分钟，然后将其切碎并用纱布绞出汁，加入少许白糖调味后即可饮用，每日2次。

功能： 平肝镇静，止吐利尿。

木耳炒芹菜

组方： 芹菜200克，木耳（水发）30克，杜仲10克，姜5克，葱10克，蒜15

克，盐5克，植物油50克。

用法： 将木耳用清水泡发后清洗干净，去除根蒂，芹菜、葱洗净后切成小段，杜仲烘干后研磨成粉末，姜、蒜去皮切片。将炒锅置于大火上烧热，放入适量食用油，油温六成热时放入葱姜爆香，最后放入其他食材一起爆炒，炒至芹菜断生后即可出锅食用。

功能： 平肝降压。

冰糖豆腐粥

组方： 豆腐200克，粳米60克，冰糖适量。

用法： 将粳米冲洗干净后放入锅中炖煮，加入适量冰糖调味。把豆腐切成1厘米见方的小块，在粥快熬好时放入锅中，继续炖煮片刻即可盛出食用。

功能： 理气化痰，清热润燥。

枸杞肉丝

组方： 枸杞100克，猪瘦肉150克，青笋50克，猪油100克，盐、酱油、麻油各适量。

用法： 将枸杞清洗干净后备用，猪瘦肉、青笋切成细丝。将锅烧热后热锅滑冷油并倒出，再放入猪油，将瘦肉丝、笋丝一起下锅炒散。加入盐、酱油等调味，最后放入枸杞翻炒均匀，淋上麻油后便可出锅装盘。

功能： 补肾滋肝。

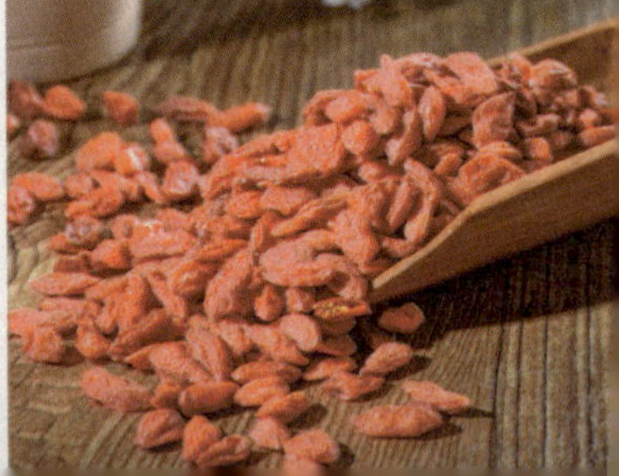

糖尿病

糖尿病是一种因胰岛素分泌不足引起的慢性疾病，主要表现为高血糖。当人体胰岛素分泌不足，或者身体利用胰岛素将食物中的糖分转化为能量的能力下降时，血液中的糖含量就会上升，进而引发糖尿病。这一疾病的典型症状为多饮、多食、多尿，同时身形消瘦、体重下降。长期的高血糖症状会逐渐损害身体机能。初期可能会出现视力下降、肾脏功能减弱、手足神经麻木等症状；若病情长期得不到控制会导致严重的心脑血管并发症，患者可能会受到失明、截肢、肾衰竭等不可逆的巨大损伤。糖尿病的发病原因尚未完全明确，不同类型的发病原因也各有不同。但可以明确的是，遗传因素和环境因素都是导致糖尿病的重要原因。想要预防和避免发病，须保持良好的生活方式。

中医学中糖尿病被称作“消渴”，病因是燥热阴虚、饮食不节、过度劳累等，导致肾阴亏损而诱发消渴病症。治疗则应以滋阴清热、补肾益精为主，同时调整生活与饮食方式。

羊肺羊肉羹

组方：羊肺 1 具，羊肉、盐、豆豉等适量。

用法：将羊肺和羊肉洗

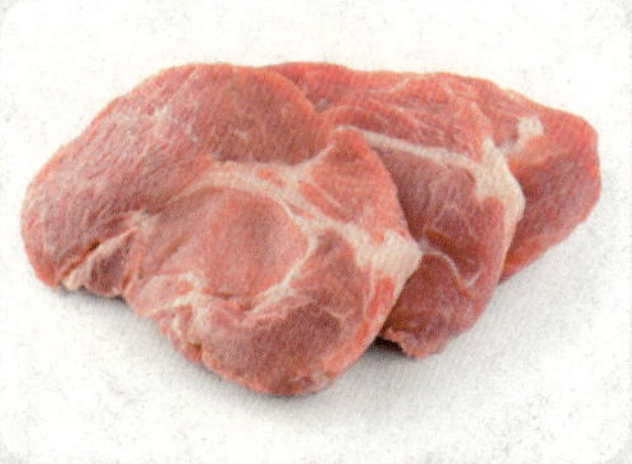

净后切成小块，一同放入锅中。锅内加入清水，煮沸后放入适量调味品，炖煮至肉软烂入味后即可出锅食用。

功能： 补肾，填精益气。

黄芪山药炖鸡

组方： 黄芪 30 克，山药 30 克，母鸡 1 只，酱油、料酒各适量。

用法： 将母鸡洗净后，把黄芪放入鸡腹中，加入料酒和酱油等调味料，放入锅中炖煮。待母鸡八成熟时，加入山药继续炖煮。煮熟后盛出，去除黄芪装盘食用。

功能： 益气健脾，滋阴补肾。

猪肚丸

组方： 猪肚 1 具，黄连、高粱米各 15 克，天花粉、茯神各 12 克，知母 9 克，麦门冬 6 克。

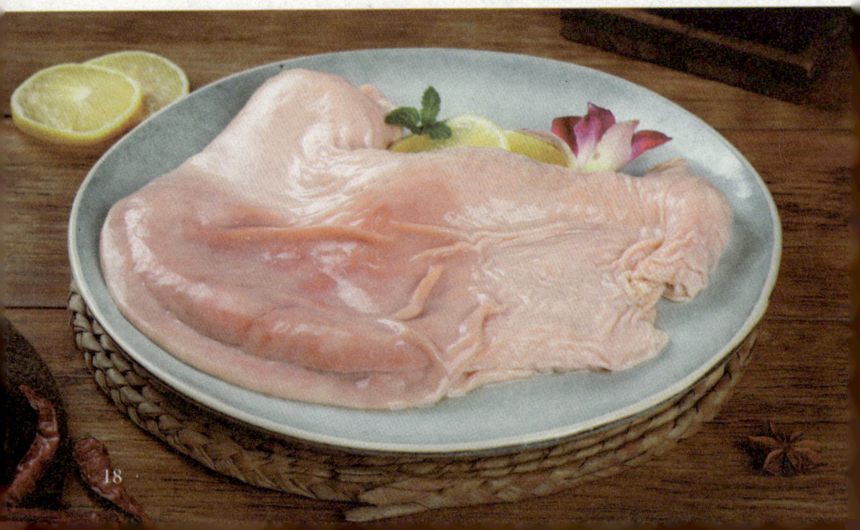

用法：将各种药材清洗干净后研成粉末备用。猪肚洗净，将药材放入猪肚内，用细绳扎住开口，放入锅中蒸熟。熟透后趁热将其捣成泥状，做成丸子即可服用。

功能：清热生津。

葛根粉粥

组方：葛根粉 30 克，粳米 100 克。

用法：将粳米淘洗干净后，加入适量清水放入锅中，大火煮沸后转小火慢煮半小时，加入葛根粉搅拌均匀，待粥软烂时即可出锅食用。

功能：除烦止渴，清热生津。

清蒸茶鲫鱼

组方：鲫鱼 500 克，绿

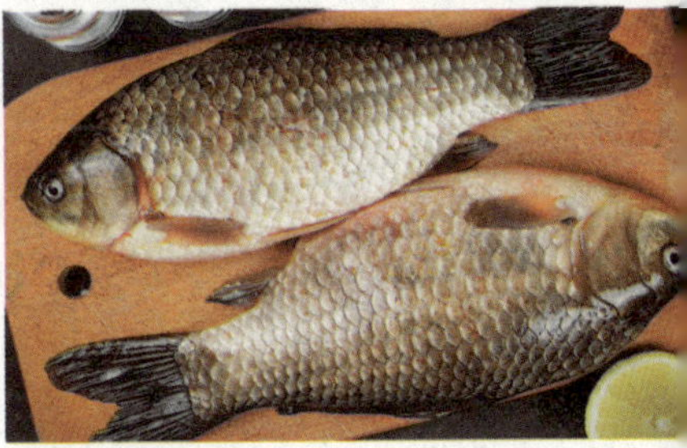

茶适量。

用法：将鲫鱼去除内脏、鳃、鱼鳞后清洗干净，把绿茶塞入鱼肚内，放在蒸锅中清蒸至鱼肉熟透即可出锅食用。

功能：滋阴补虚，止烦消渴。

冠心病

冠心病指的是冠状动脉粥样硬化引起的心脏病，主要临床表现为左胸部发作性疼痛、憋闷，痛感还可能放射至左肩和左上臂。患者常伴有心悸气短、面色苍白、呼吸不畅、惊恐不安等症状，严重者可能引发心律失常、心肌梗死、心力衰竭等严重后果。

中医学中冠心病属于“胸痹”范畴。其诱因为身体劳累、情绪激动、受寒等，是中老年人群中常见且危害极大的心脏病。中老年人年老体虚，易受风寒侵袭，饮食不当也可能导致心脉瘀滞。治疗方法为活血化瘀，温通心阳，补充气血。

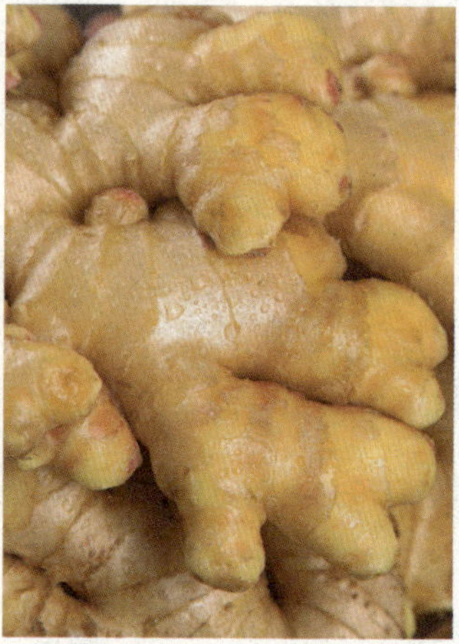

生姜汤

组方： 生姜、蜂蜜、醍醐各适量。

用法： 将生姜去皮洗净后放入榨汁机榨成汁，加入蜂蜜和醍醐并搅拌均匀，放入锅中煮沸后即可饮用。

功能： 散寒止痛，温中养血。

羊肉当归汤

组方： 羊肉250克，当归12克，干姜、白芍药、黄芪、橘皮、人参、防风、甘草、干地黄、茯苓、肉桂、独活、吴茱萸各1克，生姜少许，大枣10枚。

用法： 将所有药材清洗干净后研成粉末备用。将羊肉洗净后放入锅中，加入适量清水，水煎取汁，接着把药材粉

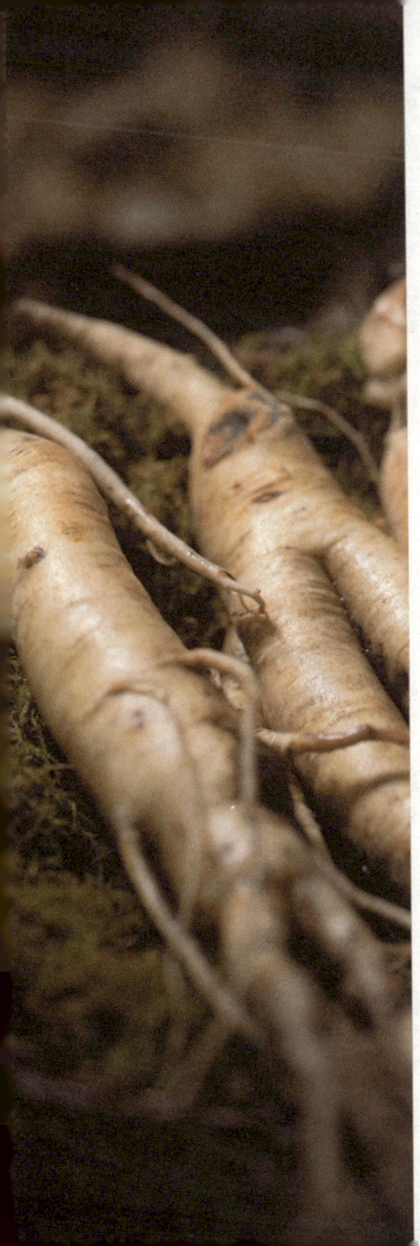

末放入，再次煎汁后饮服并食用羊肉。

功能：散寒止痛。

人参银耳汤

组方：人参 5 克，银耳 15 克。

用法：将银耳用温水浸泡 12 小时后洗净备用。人参去头后切成薄片，放入砂锅中用文火慢煮 2 小时，然后放入银耳继续炖煮 1 小时，饮汤食银耳。

功能：生津凝神，益气补血。

丹参茶

组方：丹参 9 克，绿茶 3 克。

用法：将丹参研磨成粗粉末状，和绿茶一起用沸水冲泡10分钟即可饮用。

功能： 活血化瘀。

肉桂三物汤

组方： 肉桂、生姜各6克，白糖适量。

用法： 将肉桂和生姜去皮洗净后研成粉末，水煎取汁，加入少许白糖搅拌均匀后即可服用。

功能： 散寒止痛。

桃仁粥

组方： 桃仁10克，粳米50克。

用法： 将桃仁冲洗干净后捣烂成泥，并用粗纱布包裹。粳米淘洗干净后放入锅中，加清水炖煮，同时将纱布包裹的桃仁一同放入，可加少许白糖提鲜。

功能： 止痛祛瘀。

骨质疏松症

骨质疏松是一种以骨硬度降低为主要症状的全身性骨骼疾病，其主要特征为骨质量和骨密度下降进而致使骨骼变得脆弱，极易发生骨折等损伤。患者常觉身体容易疲劳，腰背疼痛。严重者会出现脊椎扭曲变形，身体稍有碰撞就可能发生骨折，甚至会诱发严重的心肺相关疾病。

中医学认为，骨质疏松症和肾功能有关，肾虚会导致骨骼脆弱易折。主要病因为气血亏虚、肾精不足、肾阳虚衰等。应根据不同的症状采用相应的中药方剂进行治疗。骨质疏松的预防应从青少年时期开始，注意饮食结构合理营养，多食用含钙、磷等矿物质以及各类维生素的食物和营养品，如牛奶、鸡蛋、鱼、虾、芝麻、蔬菜等。同时，要坚持体育锻炼，增强体质。中老年人更应积极预防与治疗，定期进行身体检查，尤其是骨密度情况。如患病应尽快诊治，必要时考虑手术。日常生活中在活动时应注意安全，避免跌倒受伤。

当归炖羊肉

组方： 羊肉500克，山茱萸9克，熟地黄15克，当归12克，杜仲12克，枸杞15克，山药15克，巴戟天10克，淫羊藿12克，制附片6克，盐、黄酒、姜片等调料适量。

用法： 将羊肉洗净后切片，放入砂锅。再将上述药材洗净，用纱布包裹好，一同放入锅中。接着加入姜片、盐、黄酒和适量清水，先用大火将水烧开，再转小火慢炖直至羊肉烂熟即可出锅食用。

功能： 补肾壮骨。

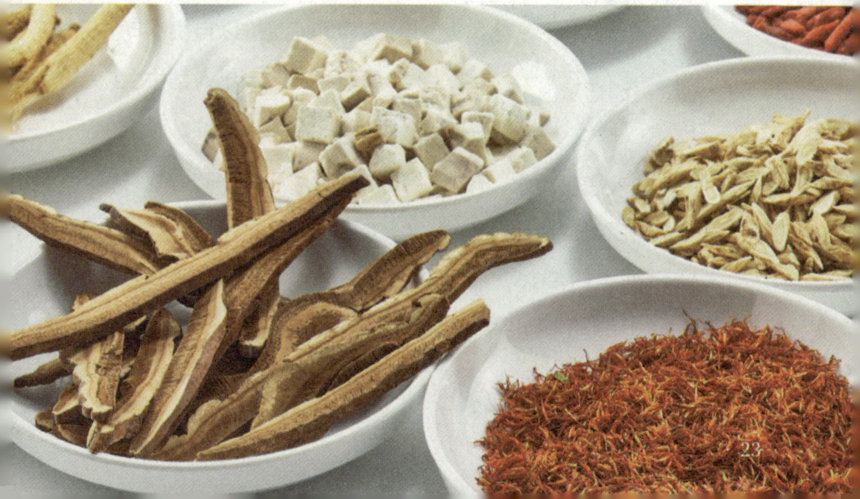

六味地黄粥

组方：熟地黄12克，山药30克，茯苓15克，山茱萸6克，泽泻10克，牡丹皮10克，大米100克。

用法：将药材放入锅中，加入适量清水煎取药汁，去除药渣后，加入淘洗干净的大米煮粥，熟后即可盛出食用。

功能：强筋壮骨，补肾养肝。

茯苓牡蛎饼

组方：茯苓粉、羊骨粉、米粉、生牡蛎粉等分，植物油、盐、白糖适量。

用法：将以上诸粉放入容器中，加入适量清水，和成软面团，随后擀成薄片。锅中加入适量油、盐烧热，将薄片放入锅中煎熟，即可出锅食用。

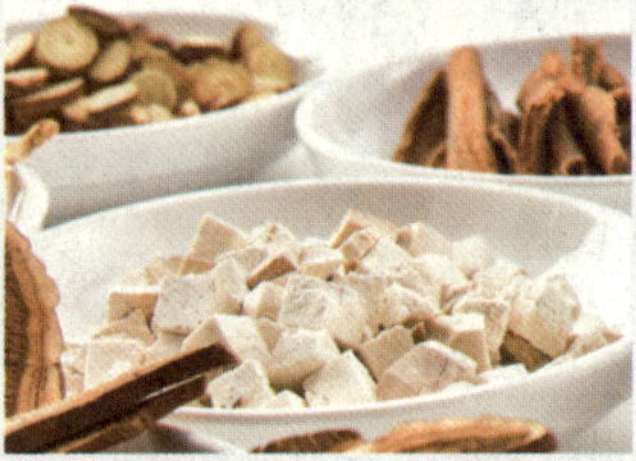

功能：补肾壮骨。

骨质增生症

骨质增生即增生性骨关节病，是因关节软骨退变导致其被破坏而引发的慢性关节病。主要临床表现为骨头边缘长出突出的骨赘，同时关节因疼痛等症状难以自由活动。骨质增生在中老年人群中发病率较高，常见于颈椎、腰椎、手腕脚腕、肩膀等活动较多的关节部位。

骨质增生在中医学上被认为和肾有关，主要因肾虚证候所致，当然也可能和其他器官，如肝脏有关。中老年人随着年龄增长易患骨质增生症。在预防阶段，应避免长时间的剧烈运动，注意保护骨头及周围软组织，进行适合自己身体状况的体育锻炼方式，以此增强体质。同时通过饮食辅助防治，保持规律的饮食作息，饮食清淡，尽量不食用辛辣、生冷等不易消化的食物。在食材的选择上注重带有补肝、肾功效的食材与药材，以缓解因肝肾不足导致的气血亏虚的状况。

小麦粥

组方： 小麦 30 克，粳米 30 克，羊肾 1 对。

用法： 将羊肾对半切开，去除表面黏膜和杂质，洗净后切成小块备用。将羊肾、小麦和粳米一起放进锅中，加入适

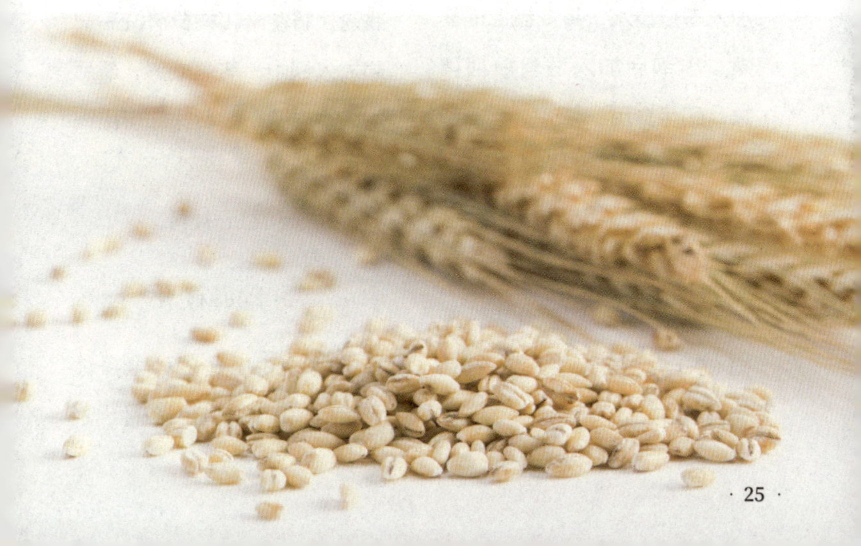

量清水熬煮。煮成粥状即可盛出食用。

功能： 补肾壮骨。

莲栗糕

组方： 糯米500克，莲子60克，栗子60克，白糖适量。

用法： 将莲子去心，再和栗子上锅蒸熟后压烂成泥状。将糯米淘洗干净后与其搅拌均匀，放进瓷盘中。锅中加入适量清水，将瓷盘上锅蒸熟。出锅后加入适量白糖调味，即可食用。

功能： 补脾益肾。

肉苁蓉粥

组方： 肉苁蓉20克，枸杞30克，粳米90克，葱、姜各少许。

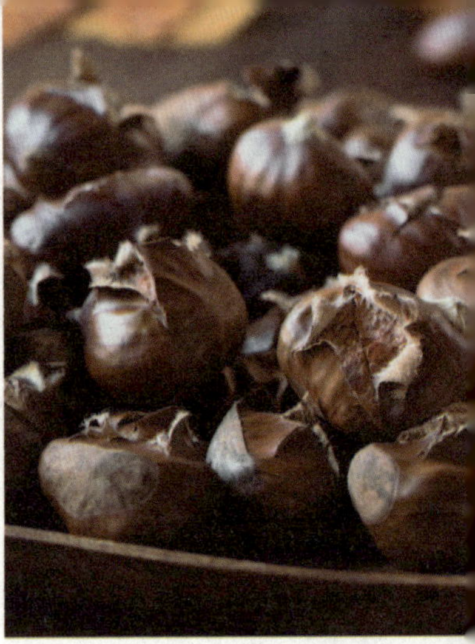

用法： 将肉苁蓉清洗干净后放入砂锅内，加入适量清水，煎煮至软烂，随后过滤掉残渣。将粳米和枸杞清洗后一起放入锅中，熬煮成粥，最后加入少许葱、姜调味即可出锅食用。

功能： 益肝补肾。

动脉硬化

动脉硬化是一种全身性血管疾病，主要指由多种因素引起的血管变硬、弹性减弱以及动脉壁增厚等现象。它包括动脉粥样硬化、动脉中层钙化和小动脉硬化，其中以动脉粥样硬化较为常见且危害较大，大中动脉最易出现病变。病症早期并无明显症状，随着病情发展可能出现头晕、胸闷等现象。

动脉硬化在中医学中可能属于“心悸”“痰证”等病症范畴，即由气血亏损、瘀血阻滞、心脉不畅影响气血正常运行所致。因此应当以养心安神、活血化瘀为治。主要的影响因素是不良的生活习惯，如精神紧张、食用辛辣食物、吸烟饮酒、过度劳累等，这些因素都可能导致心脑血管疾病的发生。预防需做到控制饮食，减少含高胆固醇食物的摄入，如动物内脏、鸡蛋黄、煎炸食物等；吃饭要定时定量，多吃新鲜蔬菜；戒烟戒酒，舒缓紧张情绪，坚持适度的体育锻炼。

海带排骨汤

组方： 海带 200 克，排骨 1000 克，黄酒、植物油各适量。

用法： 将海带浸泡并清洗干净后切成粗丝，排骨切成

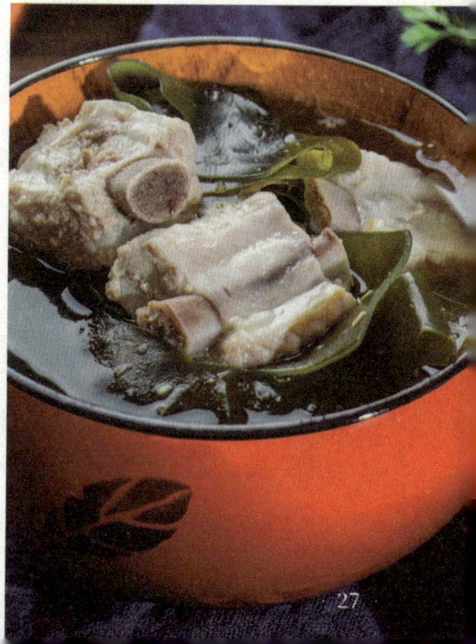

小块。锅中放入两勺植物油，用中火烧热后，倒入排骨翻炒至断生。然后加入适量黄酒和少许清水，盖上锅盖焖烧 5 分钟左右，后转入大砂锅内继续炖煮。将海带放入砂锅中，加入冷水浸没食材。用大火烧沸后加入一勺黄酒，后转小火慢炖 2 小时，加入少许盐调味后，再炖半小时。所有食材软烂熟透后即可食用。

功能： 养血益气，软坚通脉。

紫石英酒

组方： 紫石英 30 克，茯苓、麻黄、甘草、白术各 9 克，防风、远志、肉桂、钟乳石各 12 克。

用法： 将所有药材洗净后研成细末，加入适量白酒，浸泡一周后即可饮用。

功能： 养心益气。

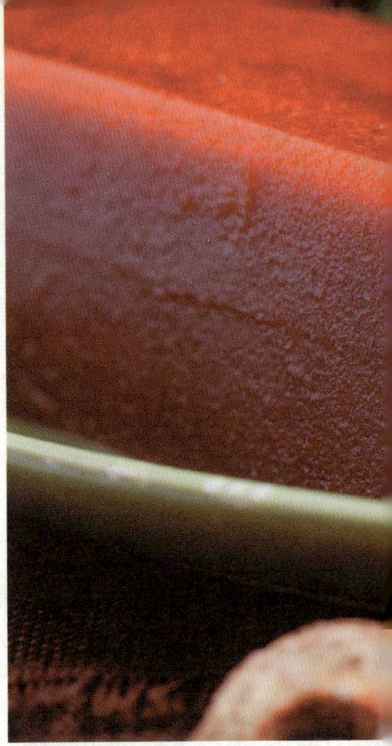

山楂银耳羹

组方： 山楂糕 40 克，银耳 20 克，白糖少许。

用法： 将银耳泡发后清洗干净，山楂糕切成小方块。将银耳和浸液一同倒入砂锅中，小火慢炖 1 小时，之后加入山楂糕和白糖，再炖半小

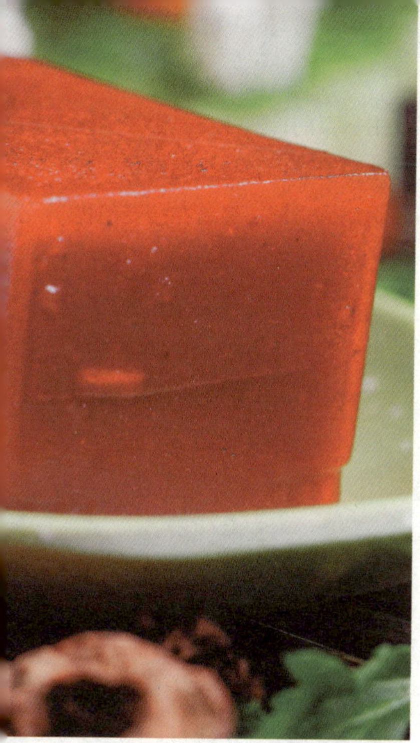

时。待银耳软烂呈粥状即可服用。

功能： 和血通脉。

人参茯苓汤

组方： 茯苓、人参、甘草、远志、当归、桔梗、龙齿、枳实各9克，肉桂、半夏各15克，黄芪12克，生姜18克，大枣20枚，茯神6克，粳米15克。

用法： 将所有药材洗净后研成细碎粉末，放入锅中，加入粳米和适量清水，小火慢煮至米熟。去除残渣后取汁再煎即可服用。

功能： 定志下气。

桃仁山楂粥

组方： 山楂糕60克，桃仁10克，粳米50克。

用法： 将山楂糕切成小丁，桃仁洗净后捣烂成泥并用纱布包裹，和粳米一同放入锅中，加适量清水熬煮成粥，可加入少许白糖调味。

功能： 活血益气，散瘀止痛。

慢性支气管炎

慢性支气管炎是一种常见的呼吸系统疾病，主要指气管、支气管黏膜及其周围组织的慢性非特异性炎症。患者的主要症状表现为持续咳嗽、咳痰，有时伴有气急，清晨和傍晚时咳痰较多。随着病情发展，患者可能出现喘息、气短等症状，严重时甚至会引发肺气肿、肺心病等并发症。慢性支气管炎多发于长期吸烟者、中老年人、长期接触粉尘和有害气体者以及免疫力低下人群。其中，吸烟是主要诱因，烟雾中的有害物质会损伤气管，增加患病风险。

中医认为本疾病属于咳喘、痰饮等范畴，多因外邪入侵、肺气失宣引起，或因脏腑功能失调累及肺脏所致，治疗应以调理脏腑、宣肺止咳为主。目前，慢性支气管炎尚无法根治，主要是缓解症状、延缓病情进展。患者在接受药物治疗的同时，需要保持良好的生活习惯，避免主动和被动吸烟，避免接触粉尘、烟雾等有害物质，加强锻炼，增强体质，提高免疫力。

姜汁糖

组方： 姜 50 克，白糖 300 克，食用油适量。

用法： 将姜洗净后切碎，放入榨汁机中绞成汁。将白糖放入锅中，加入适量清水，用小火煎至浓稠状，再加入姜汁并搅拌均匀。继续煎熬至用筷子挑起糖液呈丝状时关火，将姜汁糖倒入涂有食用油的瓷盘中后放凉即可食用。

功能： 化痰止咳，健脾和胃。

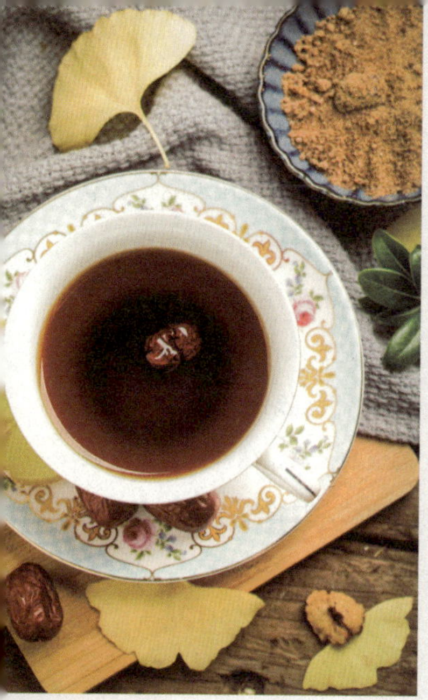

核桃人参饮

组方： 核桃仁20克，人参6克，生姜3片，冰糖少许。

用法： 将核桃仁、人参和生姜放入锅中，加入适量清水一同煎煮，取汁后加入冰糖调味即可饮用。

功能： 温肾纳气，止咳化痰。

橘皮茶

组方： 干橘皮2克，茶叶2克。

用法： 将茶叶和干橘皮用沸水冲泡10分钟后即可饮用，可每日在饭后服用。

功能： 止咳化痰。

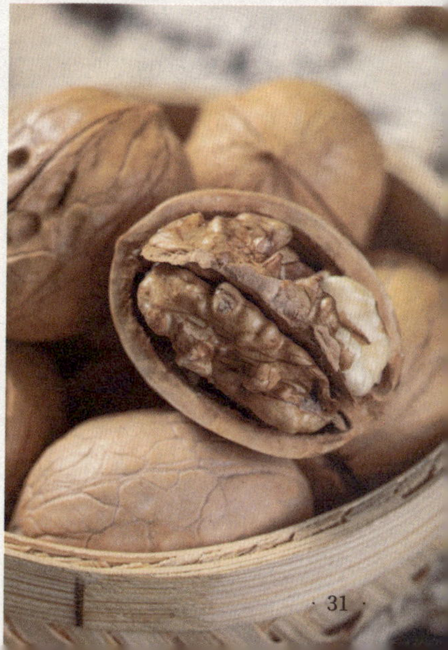

紫苏粳米粥

组方：紫苏叶 15 克，粳米 50 克。

用法：将粳米淘洗干净后放入锅中，加入适量清水熬煮成粥。加入紫苏叶，稍煮片刻后即可关火出锅服用。

功能：宣肺化饮。

痛经

痛经是指女性在月经前后或月经期出现的周期性下腹部疼痛、坠胀的症状，常伴有腰腿酸痛或其他身体不适症状。痛经主要分为原发性痛经和继发性痛经两类。原发性痛经是指生殖器官无器质性病变的痛经，在痛经患者中占比 90% 以上；继发性痛经则是指由盆腔器质性疾病引起的痛经。症状较轻者会出现腹部疼痛、面色苍白、手足发冷的情况，严重者可能出现呕吐、晕厥症状等，影响日常生活。痛经多发于青春期女性，有家族痛经史的人群患病风险较高。此外，生活习惯也是影响痛经的重要因素，精神压力大、缺少运动、过食生冷食物者发病概率较大。

中医将痛经归属于“经行腹痛”范畴，认为其发病与气滞血瘀、寒凝血瘀、湿热瘀阻、气血虚弱、肝肾亏虚等因素有关。患者应当采用活血化瘀、温经散寒等方法，多吃清热利湿、补气养血、滋补肝肾的食物。平时保持心情舒畅，尽量避免精神紧张和情绪大幅波动，避免经期受寒、劳累，不吃生冷、辛辣刺激性食物，多喝温水。

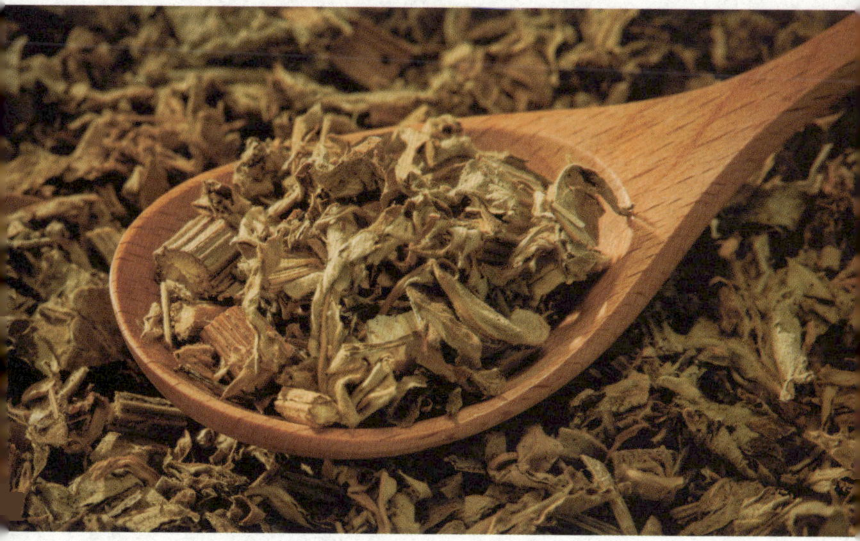

艾叶粥

组方： 干艾叶 15 克，粳米 50 克，红糖适量。

用法： 将艾叶洗净后放入锅中，用水煎出浓汁，去除残渣后放入粳米，加入适量红糖和清水，一起熬煮成粥即可服用，应在经期前后食用。

功能： 散寒止痛。

温经汤

组方： 茯苓 18 克，土瓜根、白芍药各 9 克，薏苡仁 18 克。

用法： 将上述药材洗净后研细，加入黄酒浸泡一晚。再加入适量清水，水煎取汁饮用。

功能： 温经止痛。

益母草粥

组方： 益母草120克，粳米50克，红糖适量。

用法： 将益母草去根后清洗干净并切碎，放入锅中，水煎取汁，去除残渣后加入淘洗干净的粳米和适量红糖，加清水熬煮成粥，即可服用。

功能： 活血化瘀。

杜仲猪肾

组方： 猪肾200克，杜仲20克，盐、葱、姜各适量。

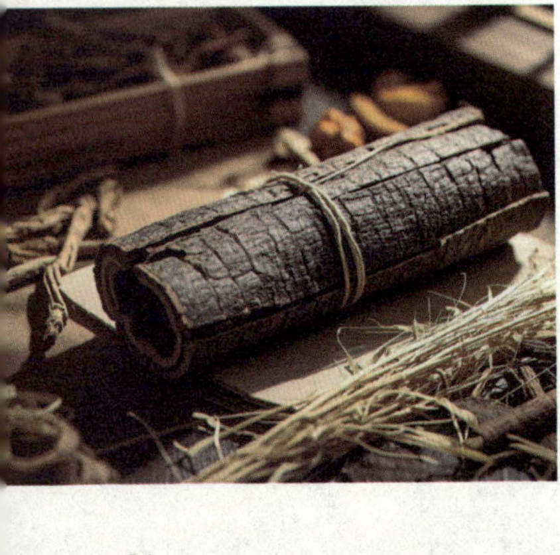

用法： 将猪肾去筋膜洗净后切块备用。将杜仲放入锅中，煎15分钟后取出残渣，放入猪肾和适量葱、姜进行调味，炖煮2~3小时，加入适量盐调味后即可出锅食用。

功能： 滋肝补肾。

白带异常

白带异常是一种常见的妇科症状，它是指女性阴道分泌物的量、色、质、气味发生异常改变，常伴有外阴瘙痒、灼痛等不适症状，同时可能伴有腰酸背痛、小腹坠胀等情况。育龄期女性因为激素水平波动较大更容易出现白带异常。此外，不洁性生活、有多个性伴侣等也会增加感染风险。

中医将白带异常称为“带下病”，认为其发病与脾虚湿盛、肾气不足、肝经湿热等因素有关。在防治方面，平时应注意个人卫生，治疗上多采取清热解毒、健脾固肾的疗法。生活上应保持外阴清洁干燥，每天用温水清洗外阴，避免使用刺激性洗液。同时要注意经期卫生，勤换卫生用品，杜绝经期性生活。此外，均衡饮食，适量运动，养成良好的生活习惯。定期进行妇科检查，有助于及时发现和治疗妇科疾病。

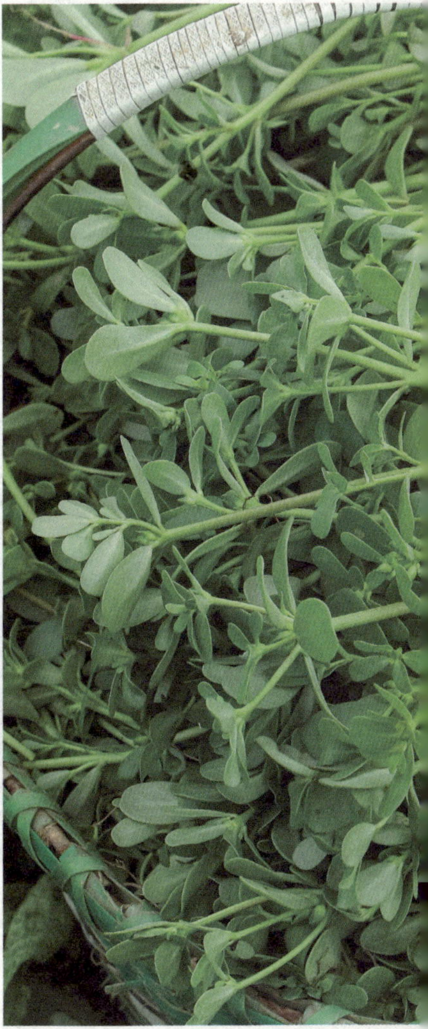

马齿苋粥

组方： 马齿苋 30 克，粳米 60 克。

用法： 将马齿苋清洗后切成长段，和淘洗干净的粳米一起放进锅中，加入适量清水，熬煮成粥后即可服用。

功能： 解毒止带，清热利湿。

马齿苋鸡蛋

组方： 马齿苋适量，鸡蛋清 3 个。

用法： 将马齿苋洗净后放入锅中，加入适量清水和鸡蛋清一起炖煮，待食材熟透后即可一起食用。

功能： 清热化湿。

芡实糯米鸡

组方： 芡实 50 克，莲子 50 克，乌骨鸡 1 只，糯米 1000 克。

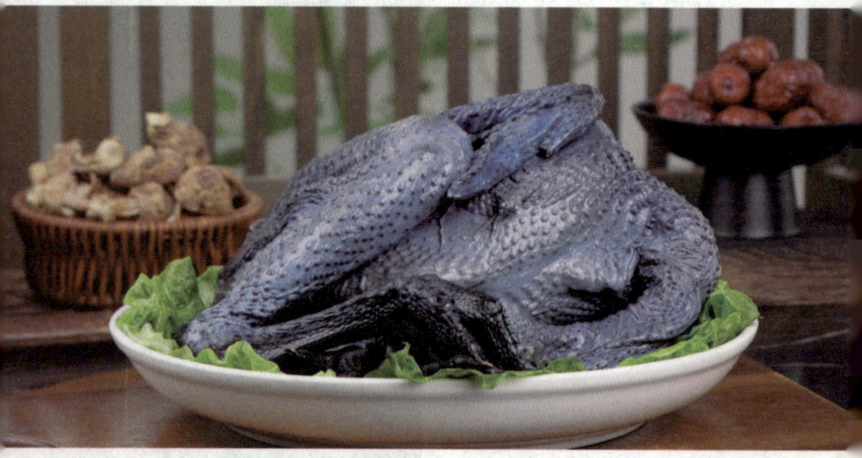

用法： 将乌骨鸡去除毛和内脏后，把洗净的芡实、莲子和糯米放入鸡腹中，用线缝好放进砂锅中。加入适量清水，用小火慢炖，鸡肉烂熟后，加入适量调料即可食用。

功能：健脾补肾。

芡实核桃粥

组方：芡实粉30克，核桃仁15克，大枣7枚，白糖适量。

用法：将核桃仁打碎，大枣去核。芡实粉加入凉开水打成糊状后放入沸水里搅拌均匀，再和核桃仁、大枣一起熬煮成粥，可加入适量白糖调味。

功能：益气温肾。

更年期综合征

更年期综合征是指女性在绝经前后，由于卵巢功能衰退，雌激素水平下降，从而出现的一系列生理和心理症状。常见症状包括月经紊乱、潮热盗汗、心悸失眠、情绪波动较大、骨关节疼痛等。多发于45~55岁的女性，尤其40岁前绝经的女性更易出现更年期症状。母亲或姐妹有更年期综合征史的女性患病风险较高，此外，长期处于紧张、焦虑状态会进一步加重症状。

中医将更年期综合征归属于“绝经前后诸证”范畴，认为其发病与肾虚密切相关，涉及心、肝、脾等脏腑功能失调。因此在治疗时应主要以调整阴阳、补肾气为主，维持身体阴阳平衡。更年期女性需保持乐观心态，正确认识更年期，以积极的态度面对生活；多吃富含钙质、维生素和蛋白质的食物，少吃辛辣刺激性食物；保证充足的睡眠，避免熬夜；定期监测血压、血糖、血脂等指标，积极预防慢性疾病。

二仙烧羊肉

组方： 淫羊藿15克，羊肉250克，生姜15克，仙茅15克，盐适量。

用法： 将羊肉洗净后切片，其他食材洗净后用纱布包裹起来，与羊肉一起放入锅中，加适量清水，用小火慢炖至羊肉熟烂。去除纱布包，加入适量盐调味后，即可盛出食用。

功能： 温肾助阳。

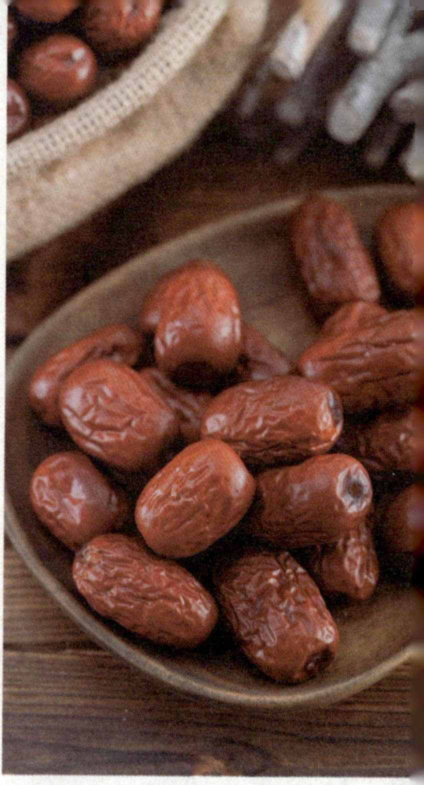

甘麦大枣粥

组方： 小麦50克，大枣10克，甘草15克。

用法： 将甘草洗净后放入锅中，加水煎煮，去除残渣后取汁，再和小麦、大枣一起放进锅内熬煮成粥。

功能： 宁心安神，养阴益气。

子宫脱垂

子宫脱垂是一种因盆底支撑组织松弛而引发的妇科疾病。具体表现为子宫从正常位置沿阴道下降，甚至脱出阴道口外。病情根据脱垂程度可分为轻度、中度和重度，还可能同时伴有膀胱尿道和直肠膨出。子宫脱垂与支持子宫的各韧带松弛及骨盆底托力减弱有关，因此多见于多产、营养不良和从事体力劳动的妇女。其中，最主要的病因是过早结婚生育或多次生育导致的盆腔肌肉松弛。

子宫脱垂在中医学中可看作身体虚弱、气血不足所致，因此需采取益气提升、补肾固脱的治疗方法。多食用肉蛋奶类食物以增强身体素质和抵抗力。同时注意不食用辛辣、生冷的食物，以补气血为主。

黄鳝汤

组方： 黄鳝 2 条，生姜 3 片，盐少许。

用法： 黄鳝清洗干净后去除内脏，将其与生姜、盐和清水一同放入锅中熬汤，可饮汤食肉。

功能： 补中益气。

菟丝子粥

组方： 菟丝子 60 克，粳米 100 克。

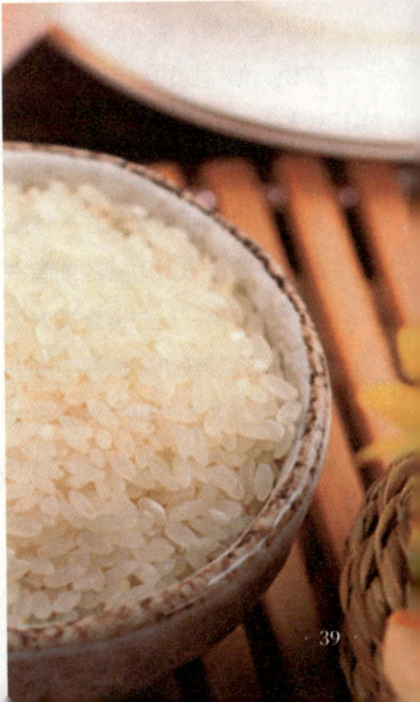

用法： 将菟丝子研碎，加水300毫升，煎至200毫升，去渣留汁。入粳米煮粥。每日早晚温服，10天为一个疗程。

功能： 补肾。

便秘

便秘为临床常见多发病，指的是肠胃功能不通畅而引起的排便困难。部分患者虽每天排便，但排便过程困难、耗时较长；还有部分患者大便次数较少，数天才排便一次。便秘会导致食物残渣滞留在人体肠道中，残渣上所附着的细菌产生大量毒素，这些毒素被人体吸收后会导致机体慢性中毒进而加速衰老。便秘的原因有很多，如过度肥胖、年龄增长、怀孕等，也和生活中饮水太少、饮食缺少纤维素等有关。

胃肠燥热、气血不足、肠道液亏等都可能导致消化系统出现故障而引发便秘。在治疗时应该根据不同情况给予清热润燥、补益气血等不同的疗法。患者应保持心情舒畅，避免情绪过度起伏和受到强烈刺激，多运动来增强肠道蠕动。多吃粗粮、燕麦、坚果等食物，多饮水。

冬葵子牛乳饮

组方： 冬葵子、牛奶等适量。

用法： 将冬葵子清洗干

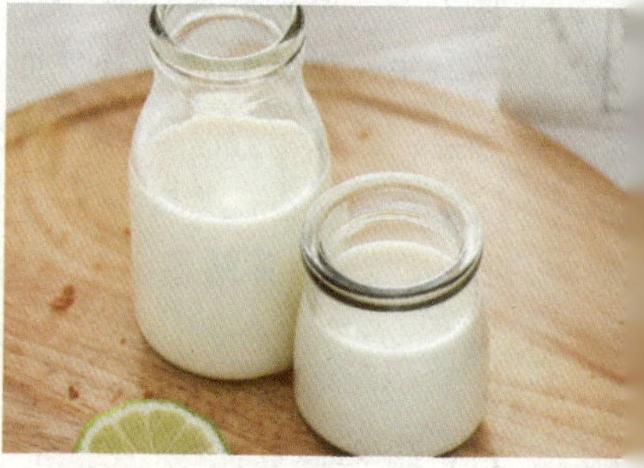

净后研细，水煎取汁，把煎好的汁放入锅中，加入牛奶，煮沸后即可饮用。

功能： 润肠通便，清热生津。

蜂蜜

组方： 蜂蜜30克。

用法： 将蜂蜜用凉开水冲泡后即可服用。

功能： 润肠通便。

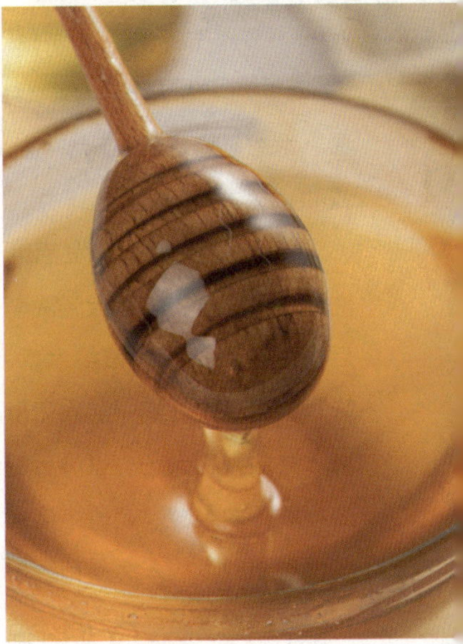

核桃仁黑芝麻糊

组方： 核桃仁60克，黑芝麻30克。

用法： 将上述两种食材都研磨成粉，用温开水冲服。

功能： 润肠益肾。

麻仁栗子糕

组方： 火麻仁10克，芝麻5克，栗子粉50克，玉米面50克，红糖适量。

用法： 将芝麻和火麻仁打碎成粉末，加入栗子粉、玉米面和适量红糖搅拌均匀。加入适量清水和成面团，上锅蒸成糕点后即可食用。

功能： 润肠通便，补益脾肾。

香参炖大肠

组方： 猪大肠1具，海参、木香、降香各10克，盐、酱油、葱、姜各适量。

用法： 将海参泡发后冲洗干净并切片，将猪大肠洗净后切成小块。用纱布将木香、降香包裹起来。锅中加入适量清水并放入猪大肠，煮沸后撇去浮沫，放入葱、姜。等猪大肠快煮熟时再放入海参和纱布包，继续炖煮至烂熟后再加适量盐和酱油调味，即可出锅食用。

功能： 通便养血。

人参黑芝麻饮

组方： 人参10克，黑芝麻15克，白糖适量。

用法： 将黑芝麻捣碎成粉末后备用，将人参洗净后，水煎取汁，去除残渣，加入黑芝麻和适量白糖，煮沸后即可服用。

功能： 滋养肝肾，补血益气。

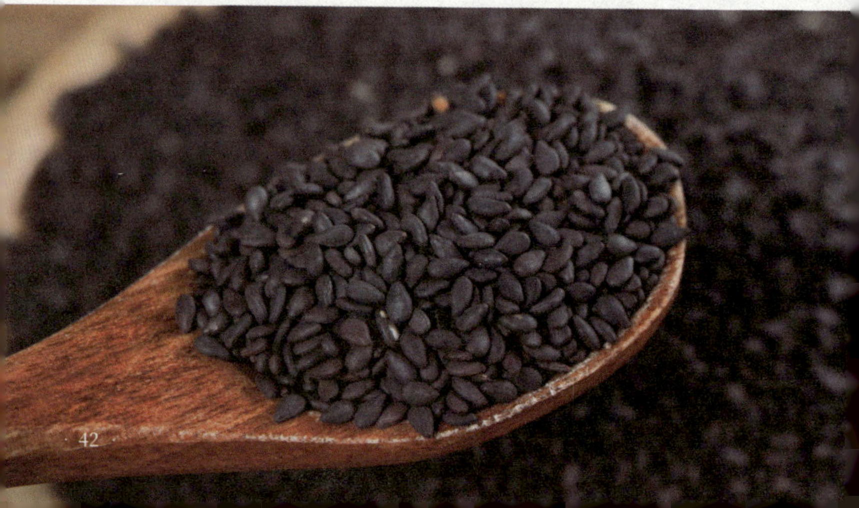

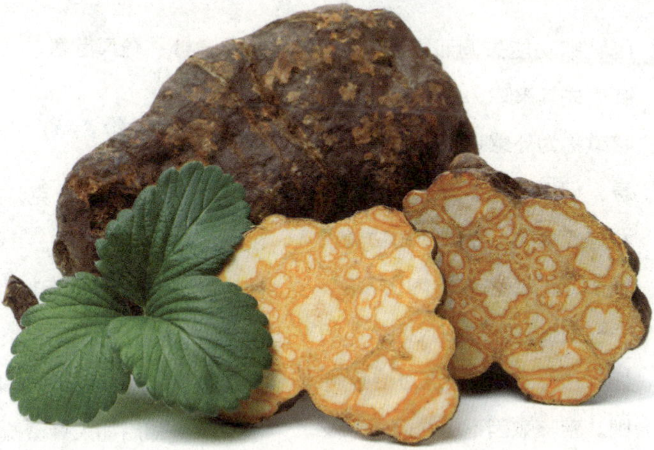

何首乌煲鸡蛋

组方： 何首乌50克，鸡蛋2枚。

用法： 将何首乌和鸡蛋清洗干净后，一同放入锅中水煮。鸡蛋熟后，剥去蛋壳，放入锅中继续煮上片刻，即可吃蛋饮汤。

功能： 润燥养血。

咳嗽

咳嗽是肺系疾患的主要证候之一，涵盖现代医学中的上呼吸道感染、急慢性支气管炎、各种类型的肺炎、支气管哮喘、支气管扩张以及肺结核与肺癌等。

中医认为，本病多因外邪侵袭引发，如感染风寒、燥热入体导致肺气失宣，也可能因脏腑功能失调而累及肺脏，肺气失其肃降。由外邪引起的咳嗽称为外感咳嗽，一般病发急，但时间短，常伴有头痛、发热等症状。而因肺腑功能失调引起的咳嗽称为内伤咳嗽，一般病情发展较慢且症状不明显，应以调理脏腑为治疗原则。若咳嗽因不重视而反复发作，有可能转变为其他更严重的病症，因此要尽早发现并诊治。咳嗽患者应注意保暖，忌食辛辣、生冷食物，保持清淡饮食。

姜糖饮

组方： 生姜 10 克，红糖 15 克。

用法： 将生姜洗净后切成细丝，放入碗中。碗中放入红糖，加入约 200 毫升开水，盖上盖子泡 5 分钟即可服用。

功能： 疏风散寒。

银杏露

组方： 杏仁 30 克，蜂蜜 30 克，金银花 30 克。

用法： 将杏仁和金银花清洗干净后放入锅中，加入 500 毫升清水煎汁，去除残渣，待冷却后加入蜂蜜搅拌均匀即可服用。

功能： 止咳化痰，清热宣肺。

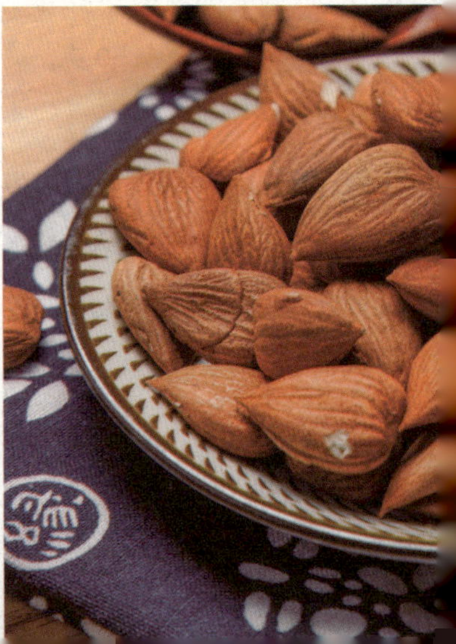

薄荷芦根粥

组方： 薄荷6克，芦根30克，杏仁12克，粳米50克，冰糖适量。

用法： 将薄荷、杏仁和芦根洗净后放入锅中煎汁，去除残渣后取出备用。将粳米放入锅中，加适量清水熬煮成粥。待出锅时加入汁再煮片刻后即可服用。

功能： 清肺止咳，祛风解表。

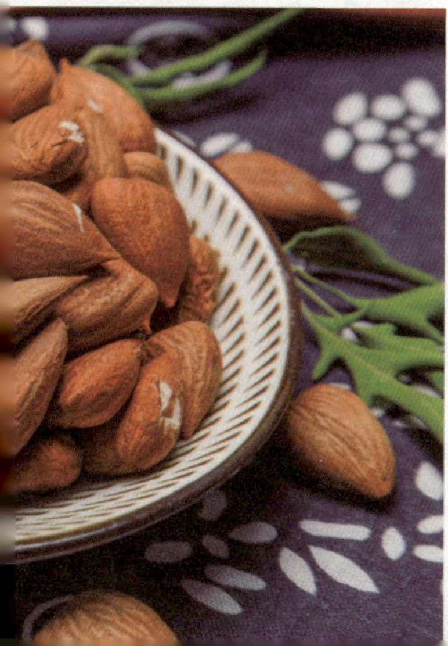

芥子酒

组方： 芥子、黄酒各适量。

用法： 将芥子清洗干净后研成粉末，用适量黄酒送服。

功能： 祛痰止咳。

杏仁橘皮粥

组方： 杏仁15克，橘皮15克，粳米50克。

用法： 将杏仁和橘皮洗净后煎汁去渣，加入粳米煮粥即可食用。

功能： 止咳化痰，健脾化湿。

咯血

咯血是指喉部以下的呼吸道出血，经咳嗽动作从口腔排出。咳出的血液可呈鲜红色、暗红色或痰中带血，出血量可多可少，临床上常见痰中带有血丝，或为鲜红色纯血并夹杂泡沫。此症状多见于支气管与肺部相关的疾病，如肺结核、肺炎、肺癌等。此外，其他如白血病、百日咳、胸部挫伤等病症也可能出现此症状。

中医将咯血归属于“血证”范畴，主要诱因是火热之邪入体，肺气上逆，其发病与外感六淫、内伤七情、饮食劳倦等因素有关。治疗时应选用清热凉血、滋阴降火、益气摄血等功效的中药治疗。患者应注意天气变化，谨防感冒，可进行适当的体育锻炼和呼吸训练，保持房间日常通风良好。饮食上以维生素含量高的食物为主。

银耳蛋羹

组方： 银耳 5 克，鸡蛋 1 枚，白糖 60 克，猪油适量。

用法： 将银耳泡发，去蒂后冲洗干净并切成小块，倒入锅中，加入适量清水，大火煮沸后继续小火煎熬 2~3 小时至银耳熟烂。将白糖放在另一口锅中，加入适量清水，在火上融化成汁，将蛋清加入少量清水搅匀后倒入锅中搅拌。烧开后撇去浮沫，将糖汁倒入银耳锅中，起锅时加入猪油即可。

功能： 益气生津，养阴润肺。

燕窝白及汤

组方： 燕窝 6 克，白及 6 克，冰糖适量。

用法： 将燕窝用清水泡发后择洗干净并放入锅中，加适量清水和白及煮沸。撇去浮沫后转小火慢炖至燕窝软烂，再加入适量冰糖炖沸即可服用。

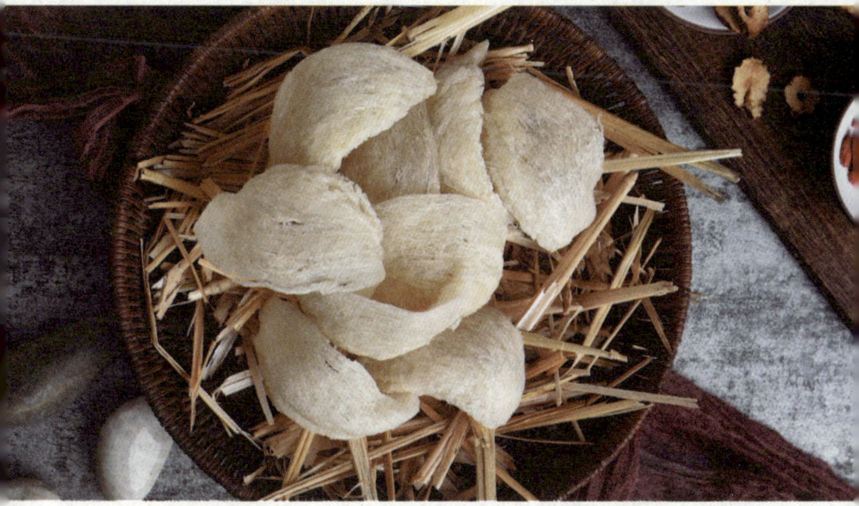

功能：养阴补肺。

生地黄粥

组方：生地黄 200 克，粳米 50 克，白蜜适量。

用法：将生地黄洗净后切成小块，放入锅中煎取浓汁备用。将淘洗干净的粳米放入锅中，加入适量清水煮成稀粥，再加入生地黄汁、白蜜，煮沸即可食用。

功能：凉血止血，滋肾润肺。

百合粥

组方：干百合 30 克，粳米 60 克，冰糖适量。

用法：将干百合清洗干净后研成粉末，和淘洗干净的粳米一起放入锅中，加入适量冰糖和清水，熬煮成粥。

功能：养肺止咳。

浮肿

浮肿又称为水肿，是一种因体内液体过多积聚于表层皮肤之下而引起的症状。水肿可分为局部性水肿和全身性水肿。局部性水肿只出现于身体的部分区域而不向其他部位扩散，而全身性水肿在身体某一部位出现后会逐渐扩展至全身。全身性水肿通常先出现于眼睑、脚踝等皮肤较松弛的部分，严重者可能扩散到胸腔和腹腔，导致积水。临床上有许多疾病会导致水肿，如心脏疾病会导致充血性心力衰竭引起的心性水肿。

水肿是因为感受外邪、饮食失调或劳累过度导致肾、肺、脾无法正常运作，肺气不宣，体内水液滞留而泛滥肌肤。正确的治疗方法是疏风解表、温阳化气、健脾利湿。患者应注意饮食，少吃油腻煎炸类食物，也不能食用过多的蛋白质来加重肝肾负担。

赤豆鲤鱼汤

组方： 鲤鱼 1 条，赤小豆 15 克，桑白皮 12 克，白术 9 克。

用法： 将鲤鱼去除鳞片及内脏后洗净，放入锅中，上述药材也一并放入。小火煮至鲤鱼熟后，加适量调料，再煮片刻后即可食用。

功能： 解毒消肿，健脾化湿。

冬瓜赤小豆汤

组方： 冬瓜 1 个，赤小豆 120 克。

用法： 将冬瓜和赤小豆

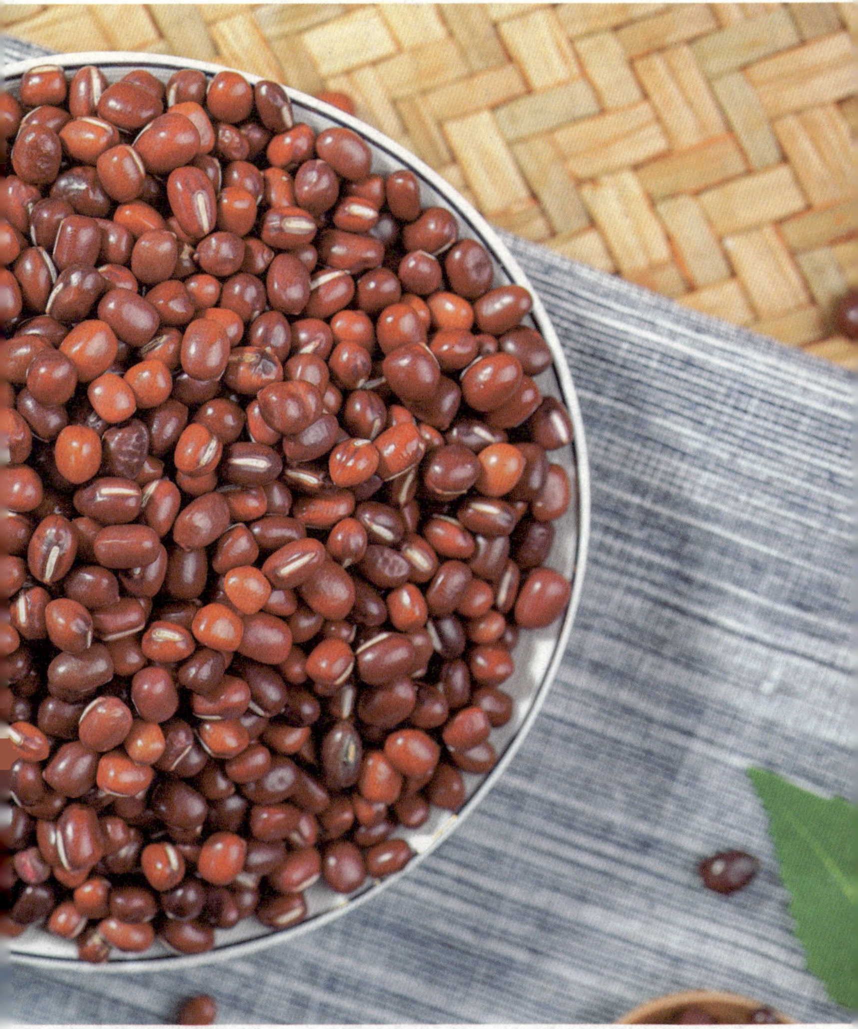

清洗干净后切块，一同放入锅中，加水炖至软烂后服用。

功能：利水消肿。

大蒜西瓜盅

组方：大蒜 80 克，西瓜 1 个。

用法：将大蒜去皮，在西瓜顶部挖一个三角形洞，放入大蒜，再盖上瓜皮，放锅上隔水蒸熟，吃蒜食瓜。

功能：利水消肿。

绿豆猪肝粥

组方：猪肝 100 克，绿豆 50 克，陈仓米 100 克。

用法：将猪肝洗净后切成小块，绿豆和陈仓米淘洗干净后和猪肝一起放入锅中，加入适量清水煮粥。

功能：清热利湿。

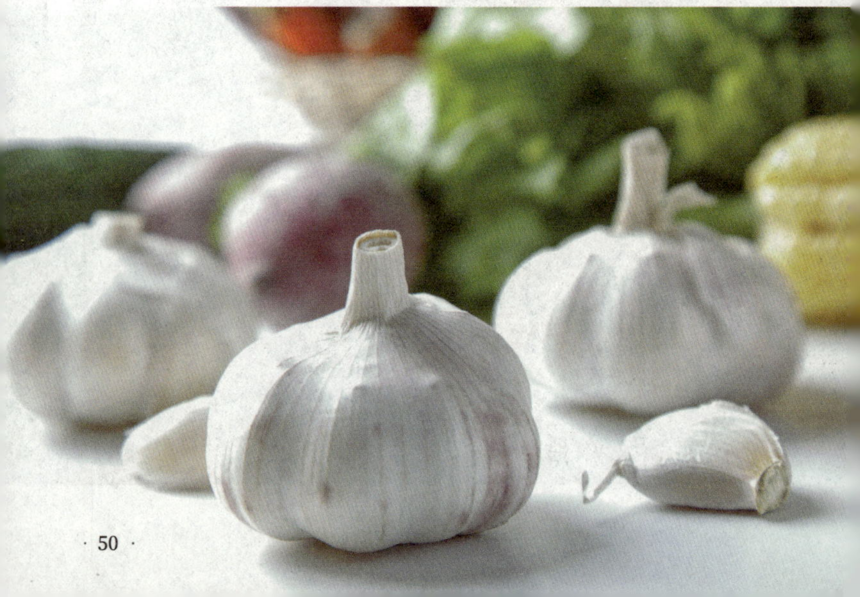

荠菜粥

组方：鲜荠菜250克，粳米50克。

用法：将荠菜洗净后切成小段，和淘洗干净的粳米一同放入锅中，加入适量清水煮粥。

功能：健脾益气，利水消肿。

花生鸭

组方：花生仁60克，鸭1只，冬瓜皮30克。

用法：将鸭的毛和内脏去除干净，和花生仁、冬瓜皮一起放入锅中，加入适量清水煮汤，食用时去掉冬瓜皮。

功能：利水益气。

眩晕

眩晕是一种运动性幻觉，患者往往会产生漂浮感和旋转

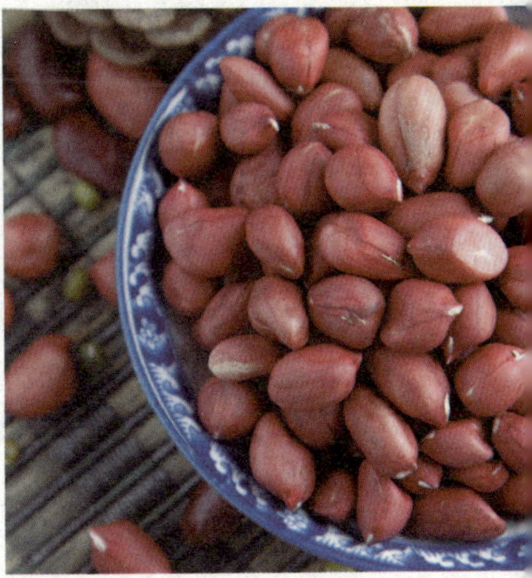

感，常伴有头晕眼花、恶心，看东西模糊不清，严重者会呕吐。在临床中有许多疾病可能引发眩晕症状，如中耳炎、眼睛屈光不正、颈椎病、癫痫、糖尿病、心脏病等。

中医认为眩晕多为肝阳上亢、气血亏虚、肾精不足等原因引起的。治疗需养气益血、补肝益肾、燥湿化痰。感到眩晕的患者需先到医院进行

检查，明确具体病因，再根据实际情况对症下药。生活方式上保持充足的睡眠和休息，保持早睡早起的良好生活习惯。饮食上营养均衡，多吃含铁、叶酸等营养成分的食物，如菠菜、瘦肉、豆类等。日常生活中避免处于嘈杂环境或剧烈运动，长时间看电子屏幕后应适当休息。

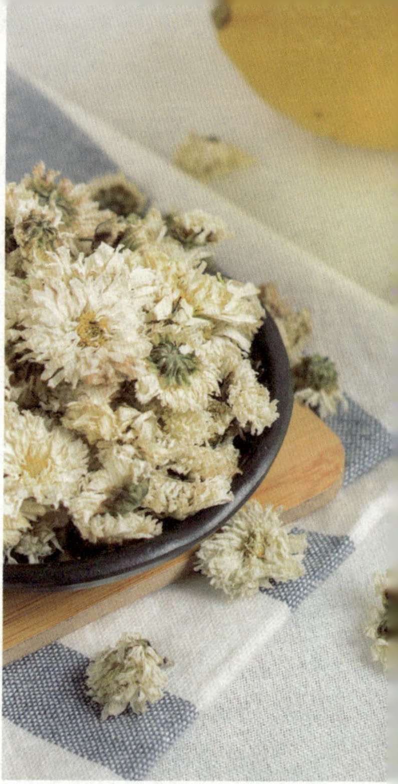

菊花浸酒

组方：菊花适量。

用法：将菊花清洗干净后放入白酒中浸泡，一周后即可饮用。

功能：疏风清热。

茯苓汤

组方：茯苓12克，白术、肉桂各9克，甘草6克。

用法：将这些药材择净后研成细末，放入锅中，加入适量清水，浸泡片刻后水煎取汁，即可饮用。

功能：健脾利湿。

羊头烩

组方：羊头1个，葱、

姜、盐、黄酒各适量。

用法： 将羊头拔毛后洗净，放入盆中，上蒸笼用大火蒸至熟透后取出冷却，切成小块。将肉块放入锅中，加入适量清水和葱、姜、盐、黄酒等调味料，大火烧至入味即可出锅食用。

功能： 祛风补虚。

竹笋饮

组方： 鲜竹笋500克，白糖适量。

用法： 将鲜竹笋洗净后切碎，用榨汁机榨汁或手动挤压取汁，加入白糖，搅拌至膏状调服。

功能： 通脉补虚。

当归肝

组方： 羊肝60克，当归10克。

用法： 将羊肝和当归洗净切片，当归用纱布包裹后和羊肝一起放入锅中，加入适量清水炖煮。煮熟后取出当归纱布包，将羊肝适量调味后即可食用。

功能： 益肝明目，养血补虚。

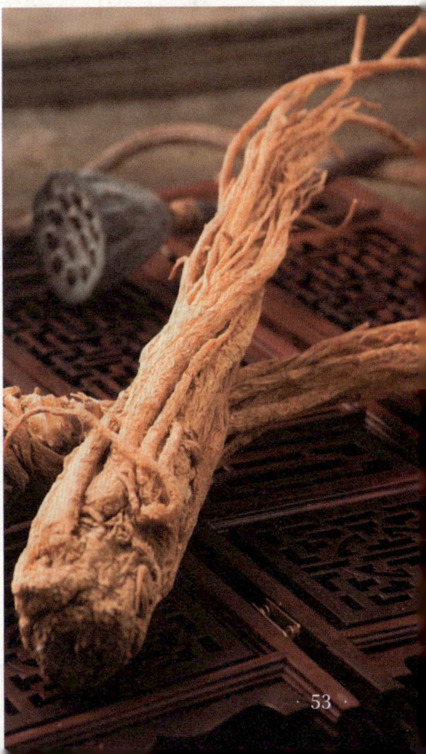

第三章

体质与食疗

气虚体质

气虚体质主要表现为体质虚弱、四肢乏力、呼吸急促、脸色苍白，容易感到头晕和劳累，即使进行简单的活动也会出汗等。中医认为气虚主要是因为机体元气、卫气等亏损，气的推动、防御、固摄等功能退化，从而导致机体的部分功能衰退并呈低下水平。中医理论中人的活动由气推动，元气的升降出入支撑了人们的日常活动，而元气不足会导致身体出现疲软无力、精神不振、胸闷气短等不适症状。

气虚体质的人应多吃能补气的食物，如山药、红枣、莲子等，避免食用生冷、辛辣食物，以免损伤脾胃。也可将人参、黄芪等泡水或煮汤后服用。进行适量运动增强体质，如太极拳、八段锦等，避免过度劳累。保持规律作息和充足睡眠，避免熬夜，减少过度思虑和情绪波动。经过综合调理之后，气虚体质的人可以逐步改善体质，增强免疫力。

五香牛肉

组方： 牛腿肉1000克，大酱15克，酱油50克，黄酒25克，精盐10克，小茴香15克，葱段25克，桂皮10克，姜25克，八角5克，牛肉汤1000克，白糖50克，熟花生油50克，香油35克，熟芝麻15克，水淀粉25克。

用法： 将牛腿肉洗净后去除筋膜，切成9厘米长、5毫米厚的片块，放入锅中，加入适量清水煮熟，撇去血沫后捞出，再放入凉水中洗净并捞出沥干水分。将炒锅烧热后放入香油和白糖炒出糖色，然后加入黄酒、牛肉汤、大酱、酱油、葱、姜、盐，放入用纱布包好的小茴香、桂皮、八角，放入牛肉片块，大火烧开后小火慢炖2小时至牛肉熟烂。取出料包，下水淀粉勾芡，浇上熟花生油，撒上熟芝麻，即可出锅。

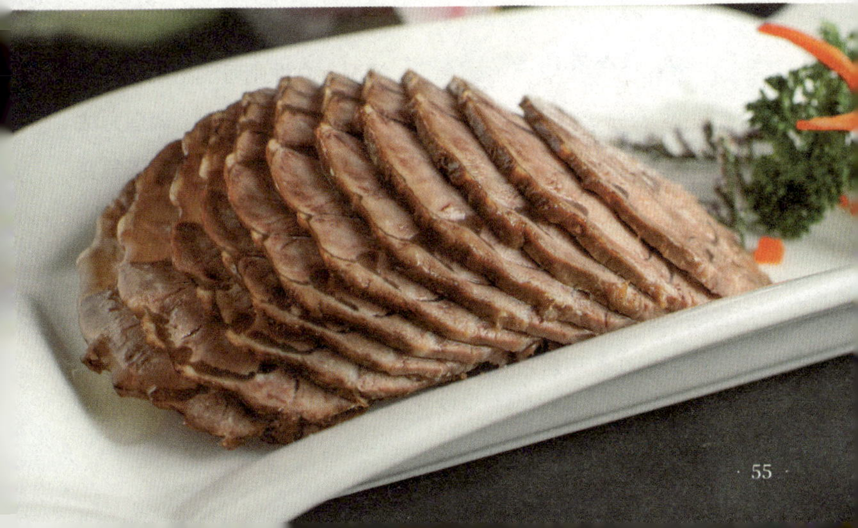

功能： 补气养血。

参芪乳鸽汤

组方： 乳鸽2只，黄芪30克，党参60克。

用法： 将乳鸽剖洗干净后去除内脏，抹干水分并切成小块。将党参和黄芪洗净后与鸽肉一起放入锅中，加入适量清水，大火煮沸，转小火慢炖2小时，适当调味后即可出锅食用。

功能： 健脾补气。

归参乳鸽汤

组方： 乳鸽1只，当归15克，红参10克，生姜3片，大枣4枚。

用法： 将乳鸽剖洗干净后去除内脏和脚爪，再用开水烫表皮。把红参和当归清洗干净后切片。大枣去核，生姜去皮，均洗净备用。将以上食材一起放入炖锅中，加入适量开水后加盖，放入锅内隔开水小火慢炖2小时，加入适当调味料后即可出锅。

功能： 补气养血。

阳虚体质

阳虚体质主要是阳气不足导致，身体有寒象，平时易疲倦、怕冷、四肢冰凉、面色苍白，说话做事都觉得身体乏力。男性可能出现遗精的情况，女性则可能出现白带异常、易腹泻等现象。调理方法为补足阳气，同时注意天气变化，避免寒气入体。

阳虚体质的人在饮食上应注意多吃温阳食物，如羊肉、韭菜、核桃、桂圆等。同时避免食用寒性食物，如冰饮、西瓜、绿豆等。平时可饮用姜茶或肉桂茶来帮助温补阳气。生活习惯上保持规律作息，避免熬夜，尤其是冬季要注意保暖，避免受寒。适量运动，如太极拳、散步和瑜伽等有助于促进血液循环，但应避免过度出汗和剧烈运动，以免耗损阳气。除此之外，应保持心情愉悦，避免过度焦虑，减轻压力，这样有助于阳气的恢复。阳虚体质的人应避免长时间处于潮湿阴冷的环境中，适度晒太阳有助于提升阳气，增强身体的抗寒能力和整体健康水平。

锁阳红糖饮

组方：锁阳 15 克，红糖适量。

用法：将锁阳洗净后水煎，去渣取汁。加入适量红糖

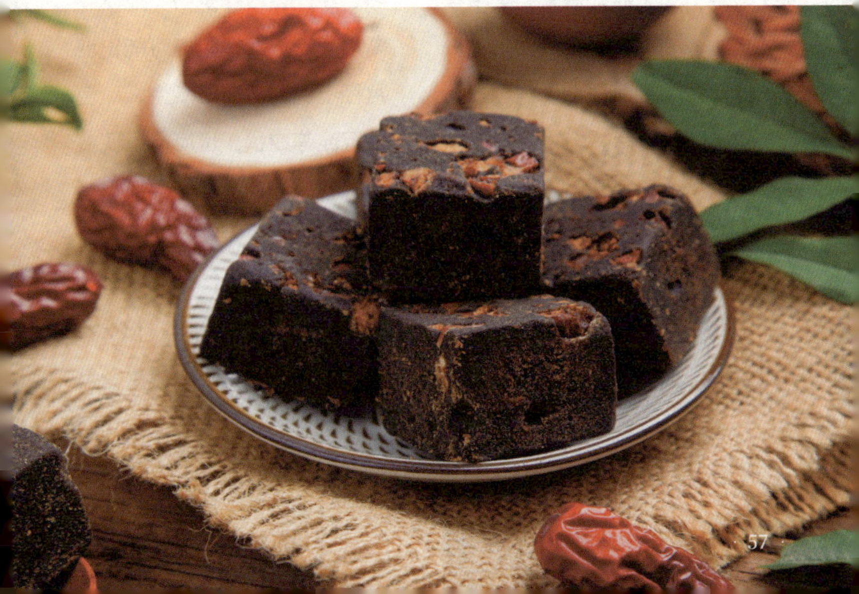

后即可饮服。

功能：温阳润肠。

当归生姜羊肉汤

组方：羊肉300克，当归30克，生姜50克，盐适量。

用法：将羊肉洗净后切成小块，锅中放入清水，将羊肉焯水后捞出，沥干水分后倒进砂锅里。砂锅内加入当归、生姜，加入适量清水，盖上盖子焖煮，大火烧开后转小火慢炖2小时。最后加入适量盐调味，即可食用。

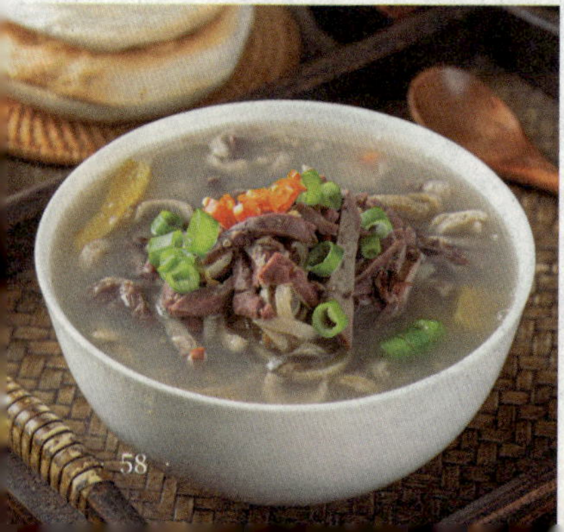

功能：温中补虚，养血散寒。

阴虚体质

阴虚和阳虚相对，指的是精血或津液亏损的体质。精血和津液都属阴，当机体出现精血或津液亏损时，即称为阴虚，多出现于长期劳累损耗或热病导致的阴液过度内耗的患者身上。主要症状为午后潮热、盗汗、舌红少苔、身体逐渐消瘦等。女性阴虚可能出现月经不调、黄褐斑滋生、黑色素沉淀等症状，也可能出现头晕眼花、精神涣散、心慌气短等情况。

阴虚体质的人适合吃清补类食物进行调养，生津养阴。新鲜的蔬菜水果和富含蛋白质的食物，如百合、山药、芝麻、绿豆、木耳、豆腐、海参、牛奶、鸭肉等性寒凉的食物，这些能够滋补阴气。

西洋参百合粥

组方： 西洋参 30 克，鲜百合 50 克，大米 100 克。

用法： 将西洋参和鲜百合洗净后放入锅中，浓煎 2 小时后取汁，再和大米一起煮粥。

功能： 清心安神，养阴生津。

芡实老鸭

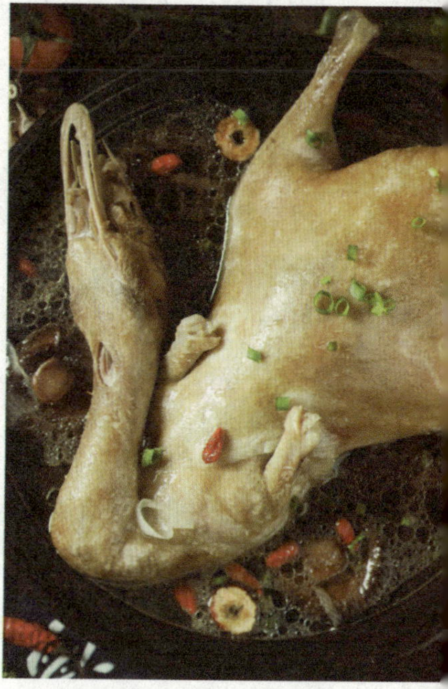

组方： 老鸭 1 只，芡实 300 克，葱、姜、盐各适量。

用法： 将老鸭处理干净，清洗后切块，和其他食材一起放入锅中，加入适量清水后大火烧开，后转小火慢炖至鸭肉熟烂。

功能： 固精益肾，补脾止泻，滋阴养胃。

冰糖银耳汤

组方： 银耳 10 克，冰糖适量。

用法： 将银耳冲洗干净

后放入碗中，加入凉开水浸泡1小时左右，浸泡好后捞出银耳，和适量冰糖一起放入碗内，加入适量冷开水隔水炖2~3小时。

功能：滋阴润肺，生津止咳。

痰湿体质

痰湿中的“痰”并不只是一般概念中的痰，而是指人体津液的异常积留。“湿”则分为内湿和外湿，外在湿气通常是由诸如淋雨、环境潮湿等外在因素侵袭人体而产生的不适症状，内在湿气指消化系统运作故障而导致的体内津液流动失控，主要原因是饮食中摄入水分过多或食用过多生冷食物等。

痰湿体质多见于肥胖人士，其体内脏腑阴阳失调，气血津液运作受阻，容易形成痰湿。肥胖人士大多饮食习惯欠佳，喜欢辛辣、油腻的食物，且食量大、进食速度快，这些不良习惯易引发身体的各种疾病。因此，若想改善痰湿体质，需从调整饮食习惯入手，忌暴饮暴食，多吃一些化瘀祛痰、健脾利湿的食物，如冬瓜、薏苡仁、芡实、陈皮。同时限制食盐的摄入量，少吃油腻、生冷的食物。

白术陈皮饮

组方：白术30克，陈皮10克。

用法：将陈皮和白术清洗干净后放入锅中，加入适量清水，中火煎煮半小时，过滤后即可饮用。

功能：理气健脾，化痰燥湿。

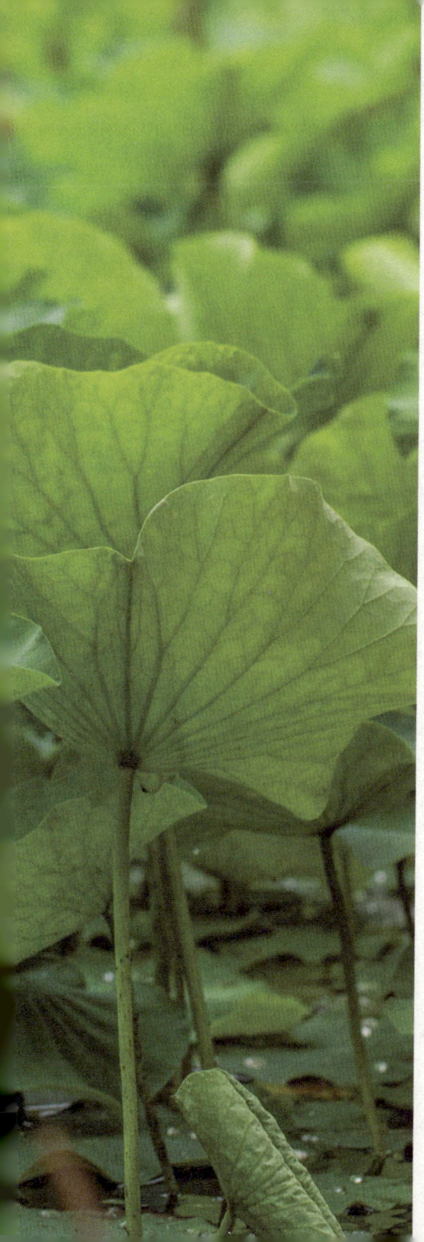

荷叶粥

组方：鲜荷叶1张，粳米100克，冰糖适量。

用法：将粳米淘洗干净后放入锅中，加入适量清水，大火煮沸。将鲜荷叶覆盖在粥上，转小火慢煮20分钟后揭去荷叶，加入适量冰糖调味，再煮五分钟，即可出锅食用。

功能：清热解暑，祛湿利水，消脂减肥。

鱼腥草拌莴笋

组方：鱼腥草50克，莴笋250克，大蒜、葱各10克，姜、食盐、酱油、醋、香油各适量。

用法：将鱼腥草洗净后去除根和杂质，切成小段，焯水后捞出，加上食盐搅拌均匀后腌渍。莴笋削皮去除叶子，切成一寸长的粗丝，用盐腌制后沥干水分。将莴笋和鱼腥草放在盘中，加入适量大蒜、葱、姜、食盐、酱油、醋搅拌均匀，最后淋上香油，即可食用。

功能： 清热解毒，祛痰利湿。

湿热体质

湿热体质是指身体中湿和热同时存在的一种状态，可能因夏秋季节热气与湿气合并入侵体内，或因湿气久留不除而化热，在人群中较为常见。湿热一般表现为身体发热、肢体沉重、舌苔发黄，皮肤上可能出现湿疹或局部肿胀。若湿热深入脏腑，尤其是脾胃，还可能出现恶心、厌食、面目发黄、腹痛、腹泻等症状。

湿热体质的人应清淡饮食，避免辛辣和热补食物。可以多吃赤小豆、绿豆、芹菜、黄瓜、莲子、鸭肉、冬瓜、西瓜、卷心菜等食物，少吃火锅或烧烤等辛热食物。同时注意吃饭速度不能过快，还要避免暴饮暴食。

藿香粥

组方： 藿香 15 克，粳米 50 克。

用法： 将藿香洗净后放入铝锅内，加入适量清水煎 5 分钟，去渣取汁备用。将粳米淘洗干净后放入另一个锅中，加入适量清水后大火烧沸，再转小火熬煮。粥快熟时加入藿香汁再煮片刻即可服用。

功能： 消散暑气。

薄荷粥

组方： 鲜薄荷 30 克，粳

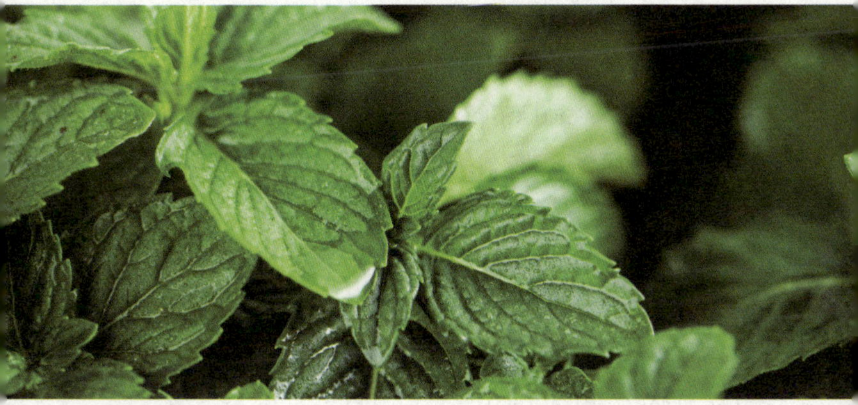

米50克。

用法：将鲜薄荷洗净后放入锅中，加入适量清水煎煮，去渣取汁备用。再将淘洗干净的粳米放入另一个锅中，加入适量清水后煮至米熟。最后倒入薄荷叶汁，稍煮片刻后即可食用。

功能：清凉解暑。

生芦根粥

组方：生芦根30克，粳米50克。

用法：将生芦根洗净后放入锅中，加入适量清水煎煮，去渣取汁备用。再将淘洗干净的粳米放入另一个锅中，加入适量清水后煮至粥八分熟。最后倒入生芦根汁，煮至烂熟后即可晨起空腹食用。

功能：清热除烦。

血瘀体质

血瘀体质指身体血脉出现瘀滞不畅或阻塞不通的情况，也就是存在淤血状态的一种体质类型。其表现为瘀塞部位疼痛，外表发暗发青，出现肿物包块，全身性血脉不畅。血瘀体质者大多体形偏瘦，身体循环不畅通，可能会影响身体对营养的吸收，进而导致营养不良。其外在表现多为唇色较暗，眼眶发黑，脉搏较弱或结代。症状较严重者可能出现头部和四肢刺痛，甚至有吐血等出血表现，女性可能出现痛经、崩漏、闭经等现象。

血瘀人群应以清淡饮食为主，多吃藕、山楂、黑木耳等活血化瘀的食物，少食生冷、油腻、酸涩等类型的食物。

绿豆藕

组方： 莲藕1节，绿豆50克。

用法： 将莲藕去皮后清洗干净备用。将绿豆淘洗干净后浸泡，装入藕孔内，放锅上

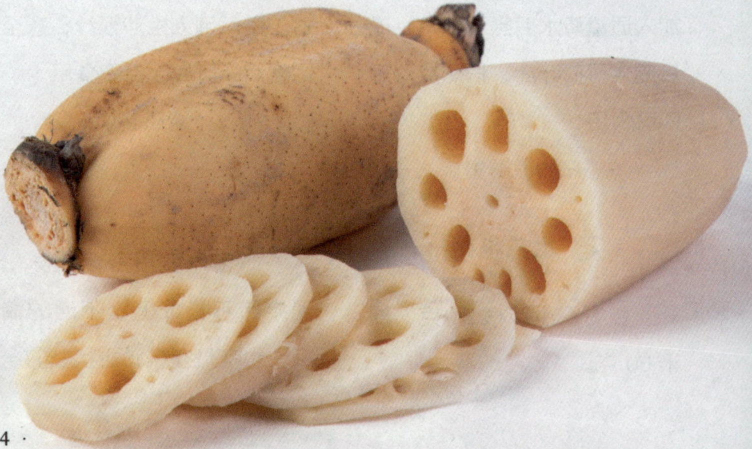

加入适量清水炖煮至熟透，可加入适量食盐调味。

功能：清热解毒，凉血止血。

泥鳅炖豆腐

组方：泥鳅500克，豆腐250克，盐适量。

用法：将泥鳅去除鳃和内脏后冲洗干净，放入锅中，加入适量清水煮至半熟。加入豆腐和适量食盐，继续炖至煮熟烂。

功能：清热利湿。

气郁体质

气郁体质是指因长期情绪不畅、压力过大导致肝气郁结的一种体质状态。气郁体质的人往往表现出情绪低落、胸闷胁痛的症状，平时易怒，还会出现失眠多梦、食欲不振等

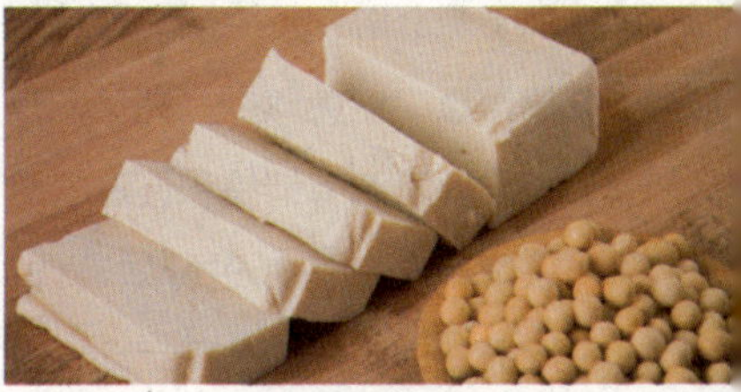

症状。人体中生命运动的根本动力是气，如果气无法外达而结聚于内便会形成“气郁”。长期气郁可能会导致全身血液循环不畅，严重影响身体健康。

调理气郁体质首先应保持心情舒畅，防止因过度思虑而导致心气郁结，可以通过冥想、深呼吸、听音乐或与亲友交流来缓解压力，避免过度思虑和情绪积压。饮食上应多吃理气解郁的食物，如柑橘类水果、山楂、陈皮和香菜等，避免食用过于油腻和辛辣的食物，以免加重肝气郁结。适量饮用玫瑰花茶或茉莉花茶也有

助于疏肝解郁。生活上保持规律作息，避免熬夜，充足的睡眠有助于调节情绪和促进气血正常运行。适量进行如瑜伽、太极、散步或慢跑等运动，可以促进气血流通，缓解气滞症状。

百合莲子汤

组方： 干莲子 75 克，干百合 100 克，冰糖 75 克。

用法： 将干百合浸泡一夜后冲洗干净，干莲子浸泡 4 小时后冲洗干净。将上述两种食材放入锅中，加入适量清水后大火煮沸，再加入冰糖转小火慢炖 40 分钟。

功能： 养心安神。

甘麦大枣粥

组方： 甘草 15 克，小麦

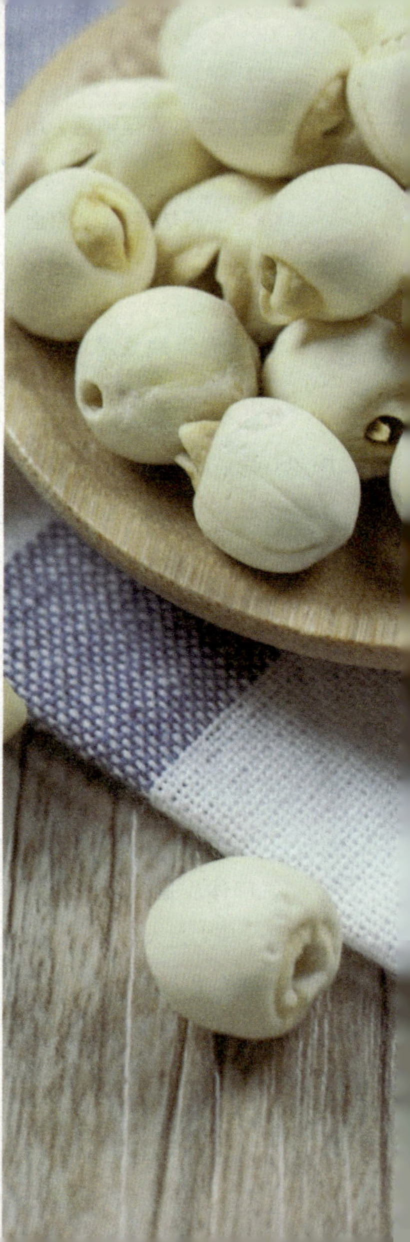

50克，大枣10枚。

用法： 将甘草清洗干净后水煎取汁去渣，放入小麦和大枣，加入适量清水煮粥。应空腹食用。

功能： 养心安神。

特禀体质

特禀体质是一种特殊的体质状态，涵盖因先天禀赋异常或遗传性因素造成的生理缺陷、过敏反应等特殊生理现象。具有特禀体质的人往往易出现不同类型的疾病和过敏反应，且这些情况会对其心理状态和形体特征产生影响。

中医认为，一个人的体质受父母的精血影响，如怀孕时母体受寒气侵入，寒气入胞，胎儿在母体内就可能会受此影响，出生后肠胃也带有寒气，进而损伤脾胃等脏腑功能，影响身体健康。若父母气血亏虚，则胎儿易先天禀赋不足，就可能引发筋骨软弱、坐立不稳、难以行走等病症。生活中常见的过敏体质者也受此因素影响，因此除了避开过敏原因外，关键在于从根本上改善过敏体质。在饮食方面，应选择具有补益脾肺功能的食材，如大枣、胡萝卜、蜂蜜、核桃、石榴、番茄、葡萄等。注意忌食用荞麦、虾、茄子、咖啡、浓茶等发物或含致敏物质的食物。

葱白红枣鸡肉粥

组方： 粳米100克，大枣10枚，连骨鸡肉100克，葱白、姜、香菜适量。

用法： 将原料清洗干净，香菜、葱、姜切末备用。锅中加入适量清水，放入鸡肉和姜片后大火煮开，然后放入粳米、去核的大枣再熬煮 45 分钟，最后加入葱白和香菜调味即可出锅。

功能： 用于缓解过敏性鼻炎导致的鼻塞、流鼻涕等症状。

固表粥

组方： 乌梅 15 克，黄芪 20 克，当归 12 克，粳米 100 克，冰糖适量。

用法： 将原料放进砂锅中，加入适量清水，用大火煎开，再用小火煎成浓汁取出。用汁煮粳米成粥，加入适量冰糖调味，趁热食用。

功能： 增强免疫力，改善特禀体质。

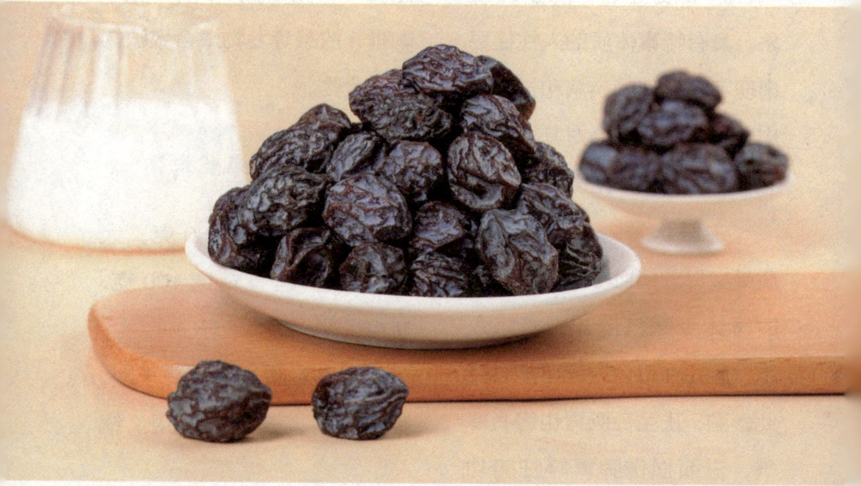

第四章

饮食养生宜忌

四气五味养生宜忌

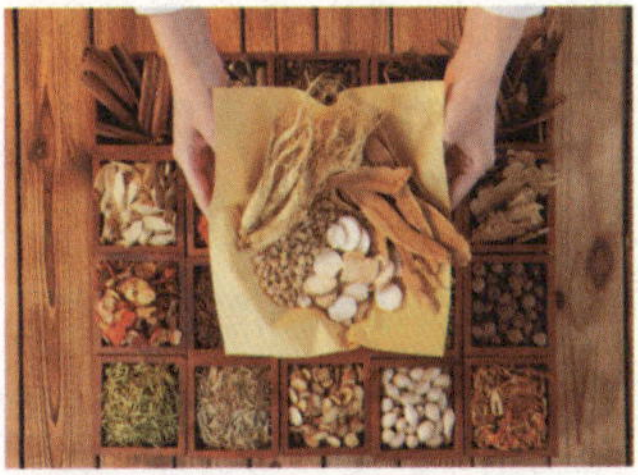

中医认为食物有“四气”和“五味”。“四气”指食物的寒、热、温、凉四种性质，“五味”指食物的酸、苦、甘、辛、咸五种味道。四气反映了食物对人体阴阳平衡产生的影响。寒凉性食物，如西瓜、绿豆和苦瓜，具有清热、泻火、解毒的作用，适合热性体质或热证人群；温热性食物，如生姜、桂皮和羊肉等，则能温阳散寒，适合寒性体质或寒证人群。

五味则与五脏功能密切相关，酸味入肝，具有收敛固涩的作用，如柠檬和山楂；苦味入心，能清热泻火，如苦瓜和莲子心；甘味入脾，有补益和中、缓急止痛的功效，如红枣和蜂蜜；辛味入肺，能发散解表、行气活血，如生姜和辣椒；咸味入肾，具有软坚散结、润下通便的作用，如海带和紫菜。

中医强调要根据个人体质、季节变化和健康状况，合理搭配四气五味食物，以达到调和阴阳、平衡脏腑、预防疾病的目的。例如，冬季宜多食温热性食物以御寒，夏季则宜多食寒凉性食物以清热；肝气郁结者可适量食用酸味食物以疏肝理气，脾胃虚弱者则可多食甘味食物以健脾养胃。

根据中医理论，食物的四气属性应与体质和季节相协调。寒凉性食物适合热性体质者或夏季食用，但体质虚寒者或冬季过多食用可能损伤脾胃阳气，导致腹泻或畏寒等症状；温热性食物适合寒性体质者或冬季食用，但热性体质者或夏季过量食用可能引发上火、口干等症状。

五味的使用也需适度。酸味食物虽能收敛固涩，但过

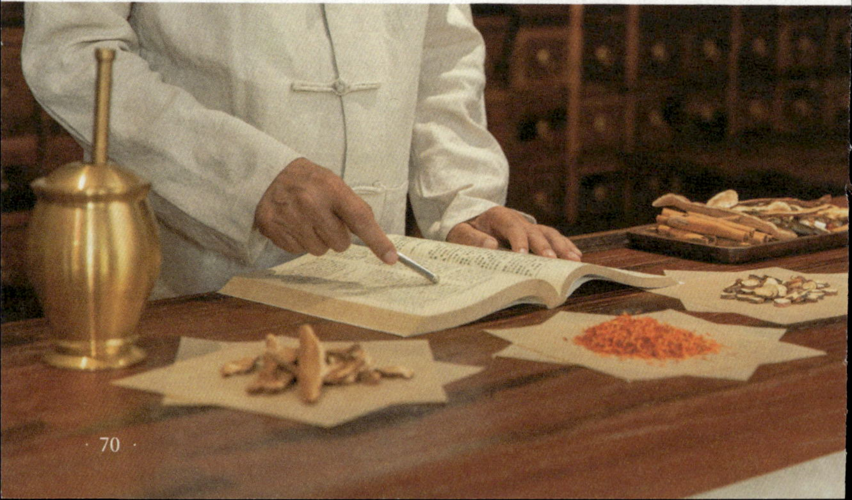

量食用可能伤胃或加重气滞；苦味食物虽有清热泻火之效，但脾胃虚弱者过多食用可能损伤脾胃功能；甘味食物虽能补益和中，但过量食用可能导致痰湿内生或血糖升高；辛味食物虽能发散解表，但阴虚火旺者过多食用可能加重口干、便秘等症状；咸味食物虽能软坚散结，但过量食用可能加重肾脏负担或引发水肿。

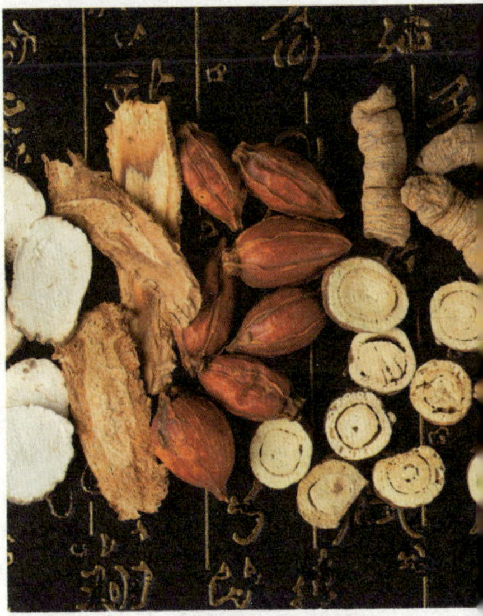

此外，食物的搭配也需注意平衡。避免长期偏食某一种性质或味道的食物，以免破坏身体的阴阳平衡。例如，寒凉性食物可与温热性食物搭配食用，以中和其寒性；五味食物也应合理搭配，避免过度偏好某一种味道。

四时五脏养生宜忌

中医食物四时五脏理论强调根据四季变化和五脏功能来调整饮食，以达到养生保健的目的。“四时”指春、夏、秋、冬四季，“五脏”指肝、心、脾、肺、肾，中医认为四季与五脏相互对应，春季对应肝，夏季对应心，长夏对应脾，秋季对应肺，冬季对应肾。

春季阳气生发，肝气旺

盛，饮食应以清淡、辛甘为主，如韭菜、香椿、菠菜等，避免食用过于油腻和酸涩的食物，以免阻碍肝气疏泄。

姜汁菠菜

组方：500 克，生姜 25 克，酱油、盐、醋、芝麻油各适量。

用法：将菠菜从中间剖开后放入沸水内焯至断生，捞出后沥干水分，淋上芝麻油，放入盘中备用。生姜去皮切成细末，加入酱油、醋、盐等调成姜汁，用菠菜蘸姜汁吃即可。

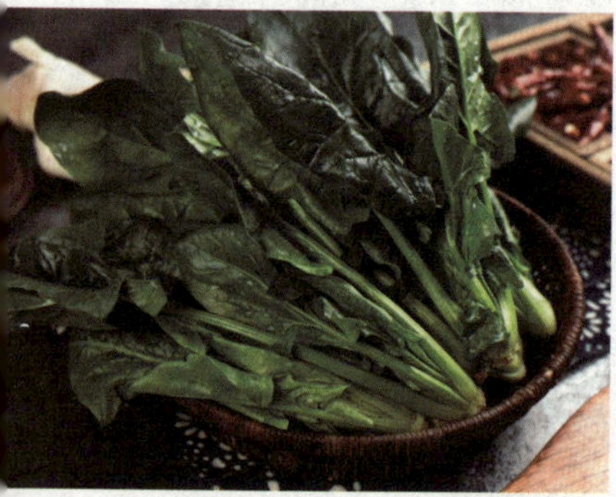

功能：清热泻火，补肝养血。

夏季炎热，心火易旺，饮食应以清热解暑的食物为主，如西瓜、绿豆、苦瓜等，避免过多食用辛辣温热的食物，以免加重心火；长夏湿气重，脾胃易受困，饮食应以健脾祛湿为主，如山药、薏米、扁豆等，避免食用生冷油腻的食物，以免损伤脾胃。

海带绿豆粥

组方：绿豆 50 克，大米 200 克，海带丝 100 克，胡椒粉、盐、芹菜末各适量。

用法：将大米淘洗干净后沥干水分，绿豆洗净后浸泡 2 小时备用。锅中加入适量清

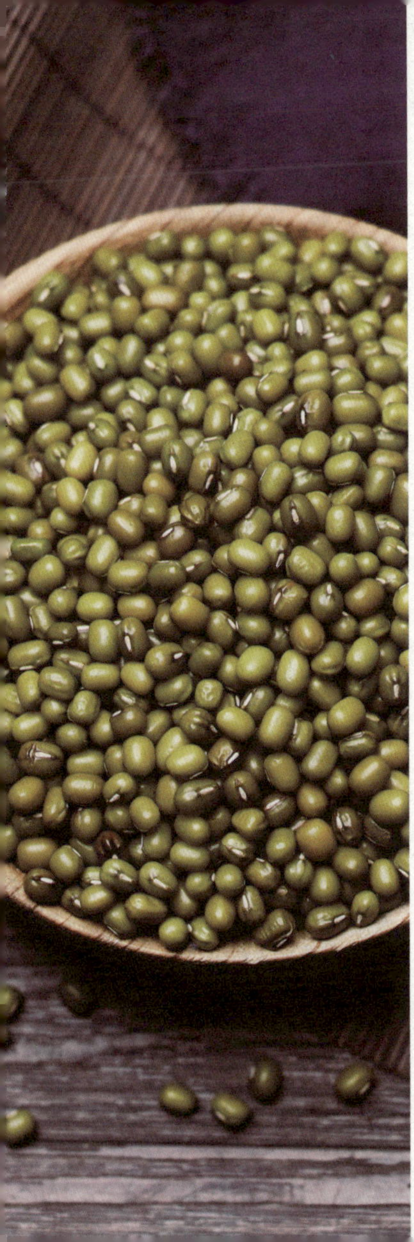

水烧开，放入大米、绿豆、海带丝，搅拌后煮沸，然后转小火煮 40 分钟，最后撒上胡椒粉、盐、芹菜末等调味。

功能：清热解毒，消暑利水。

秋季干燥，肺气易伤，饮食应以滋阴润燥的食物为主，如梨、百合、银耳等，避免食用辛辣燥热的食物，以免耗伤肺阴。

番茄牛肉

组方：番茄 150 克，牛肉 100 克，卷心菜 150 克，料酒、盐各适量。

用法：将番茄、卷心菜、牛肉分别洗净，切成小块。牛肉放入锅中，加入没过牛肉的清水，大火煮开后撇去浮沫，加入料酒烧至快熟时加入番

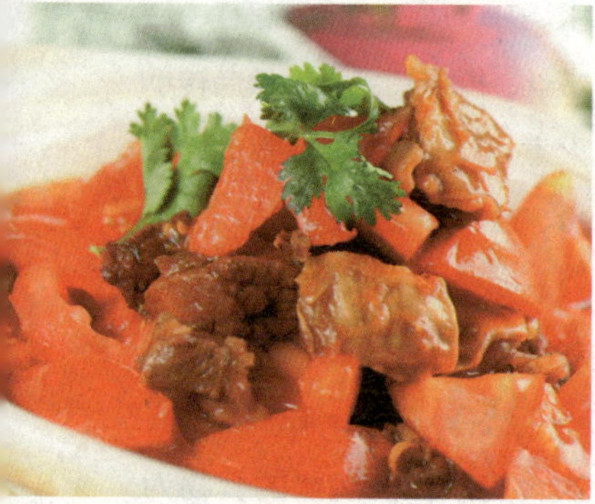

茄、卷心菜和适量调料，片刻后即可出锅。

功能： 健脾益胃，养血安神。

冬季寒冷，肾气易虚，饮食应以温补为主，如羊肉、核桃、桂圆等，避免食用寒凉生冷的食物，以免损伤肾阳。

核桃仁粥

组方： 核桃仁 50 克，大米 100 克。

用法： 将大米和核桃仁淘洗干净后放入锅中，加入适量清水，煮熟即可食用。

功能： 补肾固精，健脑益智。

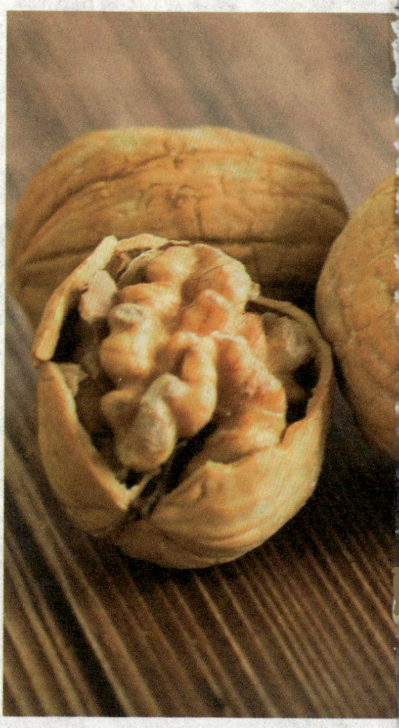